LEBEN
MIT EINEM KÜNSTLICHEN
HÜFTGELENK

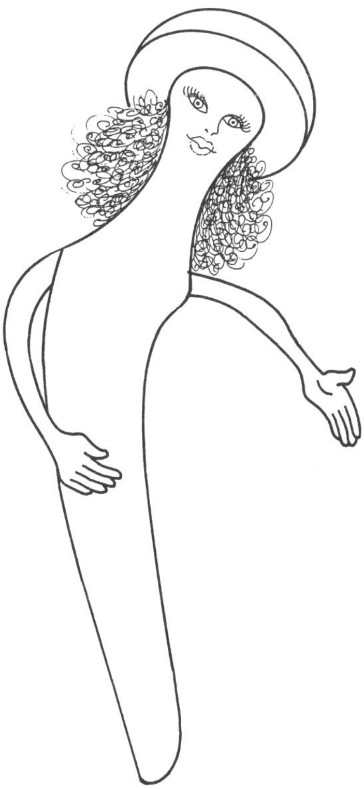

Überarbeitet von Claire Valentin,
Ergotherapeutin, Lehrbeauftragte am
I. S. C. A. M., Brüssel

Nach einer Abhandlung von Anne
Lelièvre, erarbeitet in der
Ergotherapie-Abteilung der Reine
Fabiola Klinik in Charleroi unter der
Leitung von Marc Taillet und Paul
Buxant

Zeichnungen: Andrée Martin

Übersetzung aus dem Französischen:
Christel Trimpin, Ergotherapeutin
Theresienklinik Bad Krozingen

Schulz-Kirchner Verlag

Idstein 1997

Inhaltsverzeichnis

Wir danken allen Personen, deren Hilfe es uns ermöglicht hat, diese Broschüre herauszugeben.

1. französische Auflage 1988, Produits Roche S. A. Brüssel, Belgien
1. deutsche Auflage 1989, Hoffmann-La Roche AG, 7889 Grenzach-Wyhlen

4. deutsche Auflage 1997, Schulz-Kirchner Verlag GmbH
ISBN 3-8248-0043-8

Umschlagentwurf: Iris Conradi
Druck- und Verarbeitung: Typo-Druck-Roßdorf GmbH, Roßdorf
Printed in Germany

Vorwort

Seit über 25 Jahren haben sich die künstlichen Hüftgelenke millionenfach bewährt. Unser aller Wunsch ist es, deren Haltbarkeit immer noch weiter zu verlängern.
Nach dem operativen Einbau eines künstlichen Hüftgelenkes besitzt man ein neues „Gerät". So wie man zu jedem anderen neuen Gerät eine Gebrauchsanweisung erhält, soll diese Broschüre den schonungsvollen Gebrauch eines künstlichen Hüftgelenkes erläutern.
Mit der neuen Hüfte umzugehen, muß bewußt erlernt werden. Hier sind unsere wichtigsten Lehrer die Ergotherapeuten. Schon nach wenigen Monaten wird uns das neue Gelenk im wahrsten Sinne des Wortes in Fleisch und Blut übergegangen sein. Doch man sollte sich seiner immer erinnern, um es im Übermut nicht zu gefährden.
Dazu kann der Prothesenträger zu einem erheblichen Anteil mithelfen, indem er insbesondere in der Anfangszeit Über- oder Fehlbelastungen seines Kunstgelenkes vermeidet.
Wie er dies bei den Anforderungen des täglichen Lebens am besten bewerkstelligt, erfährt er in Wort und Bild durch die munteren Schilderungen dieser ergotherapeutischen (=beschäftigungs-therapeutischen) Broschüre.
Ich wünsche allen Besitzern eines künstlichen Hüftgelenkes viel Freude am Erlernen des Umgangs mit ihrem Kunstwerk in allen Lebenslagen und ein langes, beschwerdefreies Leben mit der neuen Hüfte.

Dr. med. S. Best, Chefarzt
Orthopädische Abteilung Theresienklinik
Bad Krozingen

Einführung

Hüftgelenksschäden kommen sehr oft vor. Häufig muß das erkrankte Gelenk durch eine **T**otal**e**ndo**p**rothese (**TEP**) ersetzt werden.
Aufgrund von Unfällen und Erkrankungen an der Hüfte (Coxarthrose) sowie angeborenen Mißbildungen wurde in Deutschland im Jahre 1988 über 40 000 Patienten eine TEP eingesetzt.
Diese Broschüre wurde von Ergotherapeuten erarbeitet, um Fragen zu beantworten, die vor oder nach der Operation auftauchen. Die Informationen, die Ihnen bereits der Arzt erteilt hat, werden vervollständigt oder wiederholt. Wir erklären Ihnen die Gründe für eine solche Operation, die Funktion einer gesunden Hüfte und der Prothese. Weiterhin erläutern wir Ihnen die Operation und den normalen Heilungsverlauf. Sie erhalten praktische Ratschläge, wie Sie sich im täglichen Leben verhalten sollten. Wir erwähnen Vorsichtsmaßnahmen direkt nach der Operation und Sie lernen die Hilfsmittel kennen, die Ihnen Selbständigkeit geben.

HANDELN SIE NIE IN EILE!

Lassen Sie Ihrem Organismus Zeit, sich an die Prothese zu gewöhnen. Wenn Sie Ihre Übungen mit Geduld und Ausdauer ausführen, werden Sie bald in einen normalen Alltag zurückkehren können.

1. Kapitel
Die Totalendoprothese (TEP)

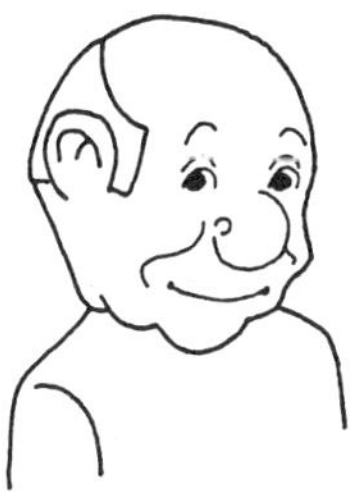

Ich heiße „Oskar". Ich hatte eine Operation, bei der mir eine Totalendoprothese eingesetzt wurde.

Nach meiner Genesung konnte ich glücklicherweise in meinen normalen Alltag zurückkehren.

Auf den folgenden Seiten möchte ich Ihnen nun alles erklären, was ich als Patient gelernt habe.

Zuerst nun die Gründe für eine solche Operation:

1. **Oberschenkelhalsfraktur:**
   Nach einem Sturz oder Unfall haben Sie keine andere Wahl, und Sie werden diese Broschüre nach der Operation benötigen.

2. **Die Hüftarthrose (Coxarthrose):**
   Sie kommt sehr häufig vor. Der Zeitpunkt der Operation wird dann festgelegt, wenn Schmerzen und Bewegungseinschränkungen den Alltag zu sehr beeinträchtigen.

Auf den folgenden Seiten ein bißchen Anatomie, um Sie mit der TEP und den medizinischen Wörtern vertraut zu machen, die Sie in der Klinik hören werden.

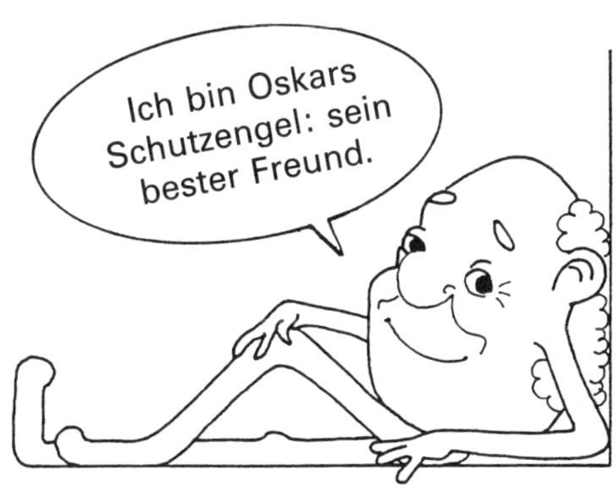

Gesundes Gelenk:

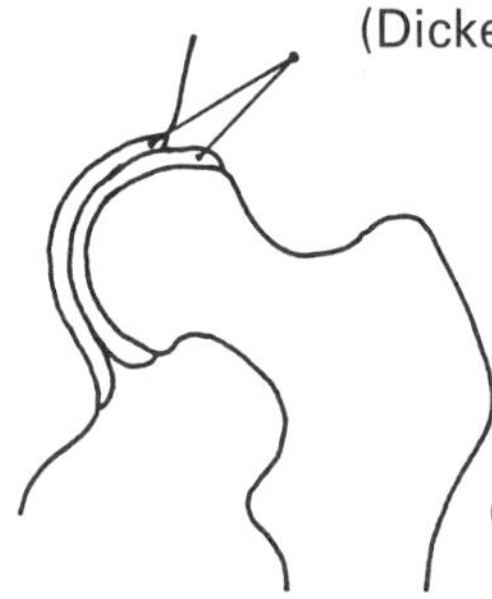

Beschädigtes Gelenk: Coxarthrose

1. Stadium: Verschmälerung und Beschädigung des Knorpels verursachen beim Bewegen und aufrechter Haltung Schmerzen.

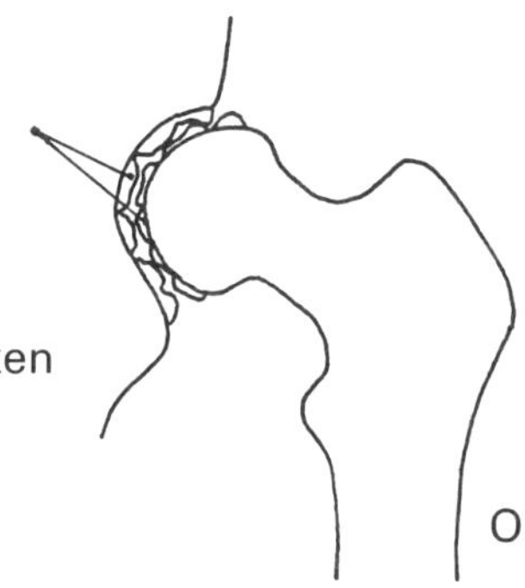

2. Stadium: Knöcherne Gelenkrandausziehungen (Osteophyten) und Schmerzen schränken die Bewegungen noch mehr ein.

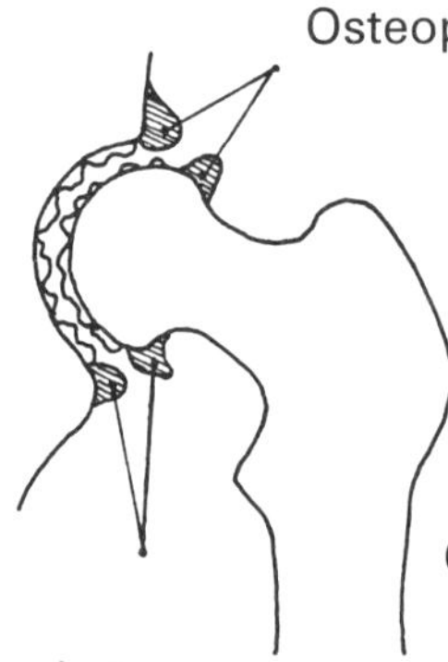

Die Totalendoprothese

Hier eine Zeichnung Ihrer Prothese.

Sie setzt sich aus zwei Teilen zusammen:

1. **Prothesenpfanne**: Der hohlgewölbte Teil, hergestellt aus verschiedenen Materialien, wird in Ihr Becken eingesetzt.

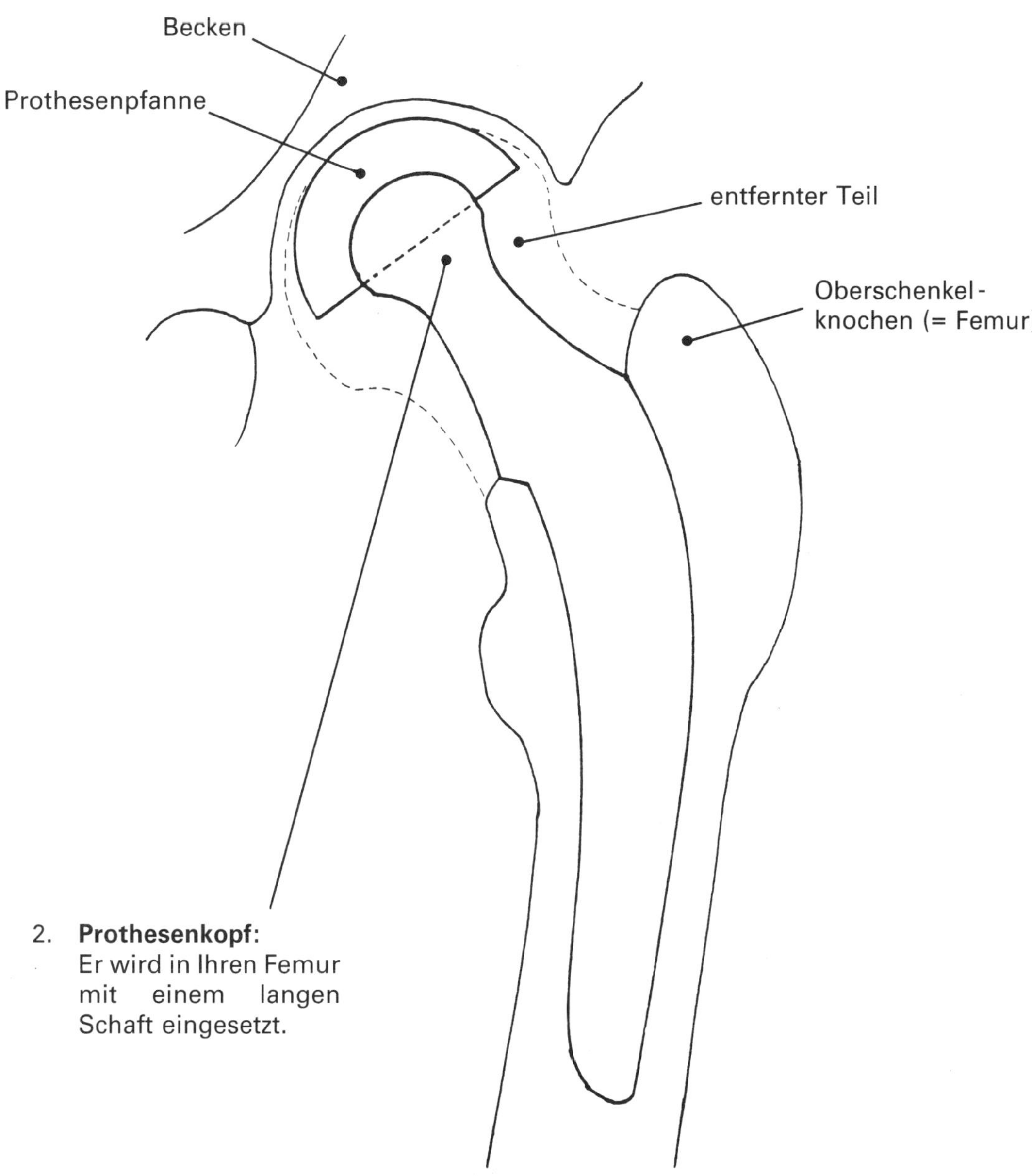

2. **Prothesenkopf**:
   Er wird in Ihren Femur mit einem langen Schaft eingesetzt.

Einsetzen einer TEP (Hüftarthroplastik)

Diese Operation ersetzt die beschädigten Teile des Hüftgelenkes durch eine zweiteilige Prothese

Hüftgelenk

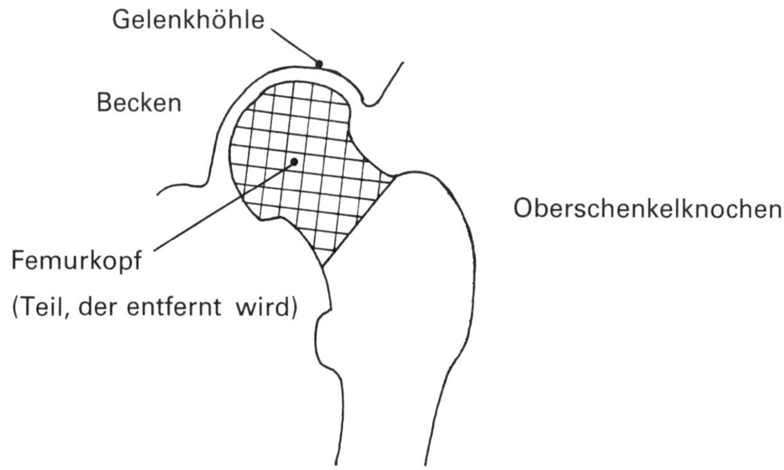

Ablauf der Operation

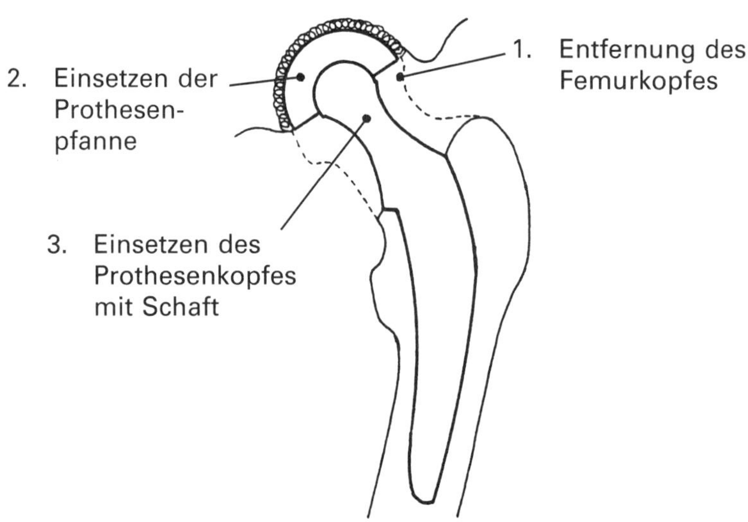

Um eine Totelendoprothese einzusetzen, muß man die Bänder entfernen, welche normalerweise das Gelenk stabilisieren.
Nach der Operation wird die Gelenkprothese also nur durch die Muskeln in Position gehalten. Diese übernehmen die Funktion eines Spannseils, wie man es bei Schiffen zum Festhalten des Mastes findet.

Deshalb ist es sehr wichtig, **alle Muskeln im Bereich des Hüftgelenks zu kräftigen und das Gelenk nicht zu überdrehen, und zwar vor allem bei Beugung, Drehung nach innen sowie beim Heranziehen des Oberschenkels.**

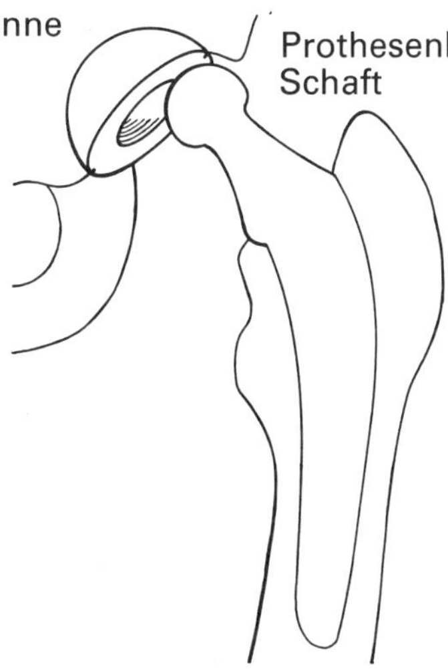

Wenn Sie diese drei Bewegungen zusammen ausführen oder wenn Sie die einzelnen Bewegungen übertreiben, riskieren Sie eine Luxation (Auskugeln des Gelenks).

Die Bewegungen der Hüfte

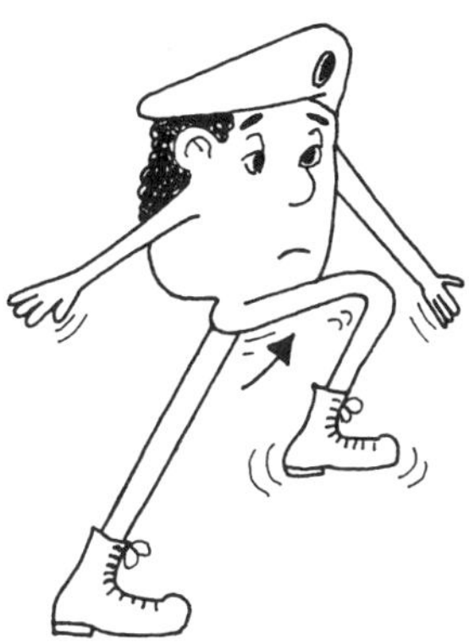

Flexion
(Beugung)
Nach vorne die Knie heben
z. B.: Sitzen

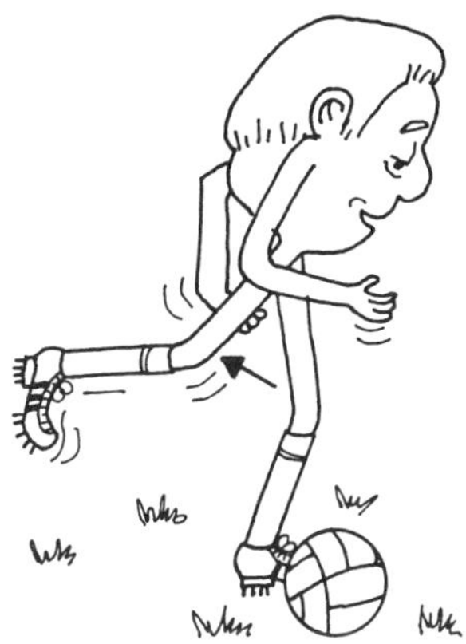

Extension
(Streckung)
Nach hinten strecken
z. B. Ansetzen zum Ballschießen.

Adduktion
(Heranziehen)
Nach innen die
Beine überkreuzen.

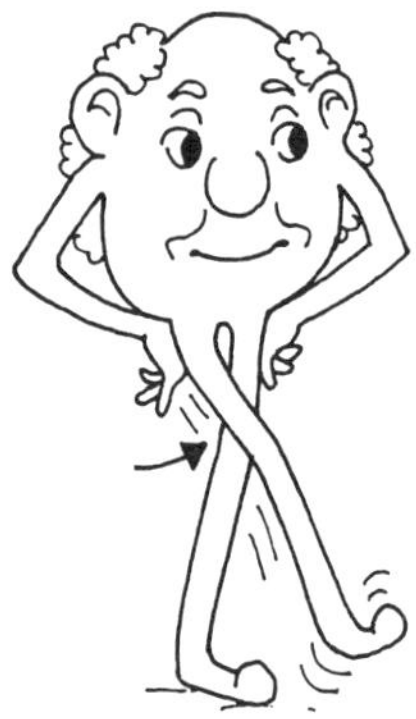

Abduktion
(Wegführen)
Das Bein wird vom
Körper weggestreckt.

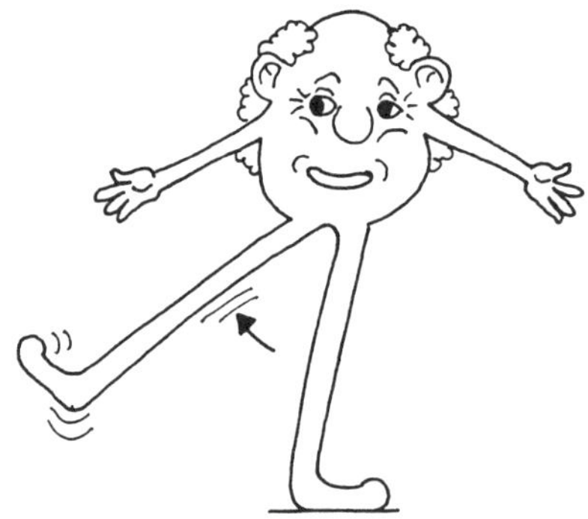

Innenrotation
(Innendrehung)
Drehen der Zehenspitzen
nach innen
(aufrecht).

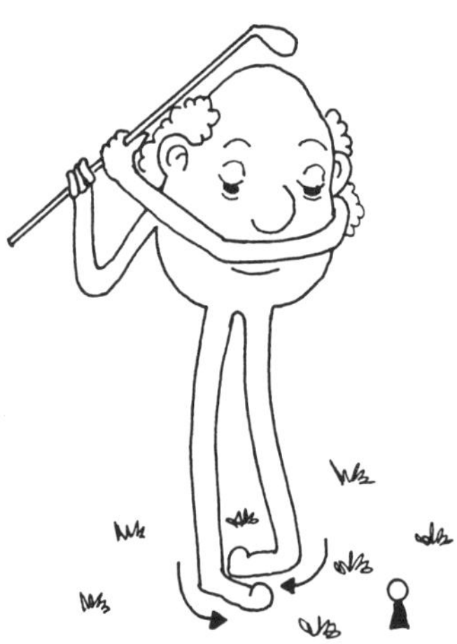

Außenrotation
(Außendrehung)
Drehen der Zehenspitzen
nach außen.

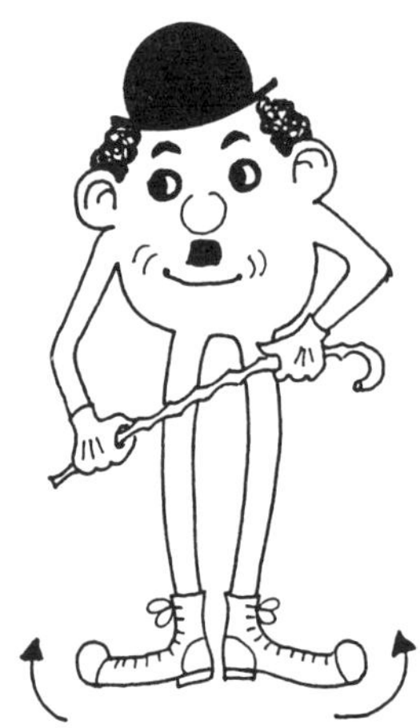

Und wenn man die Operation versäumt?

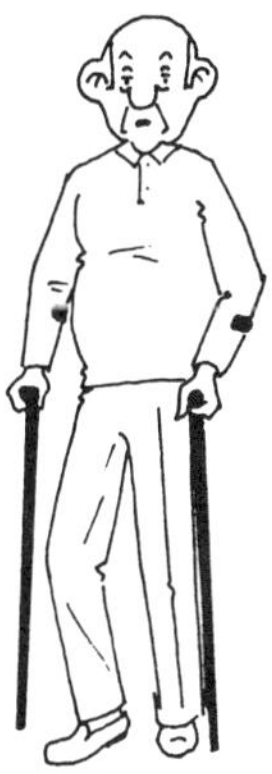

1. Zuerst ein Stock, dann zwei Stöcke und Schmerzen.

2. Danach der Rollstuhl und immer noch Schmerzen.

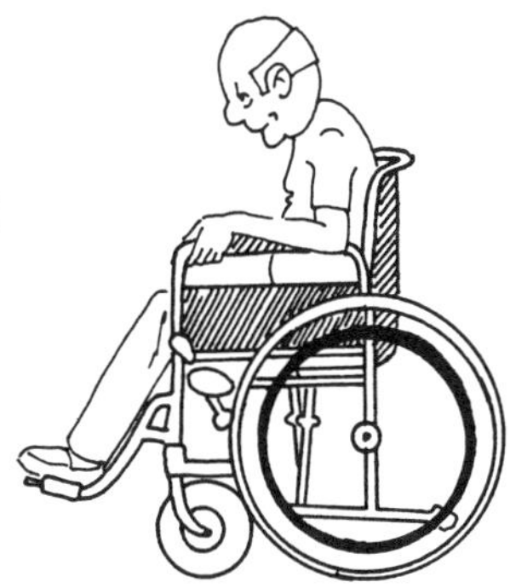

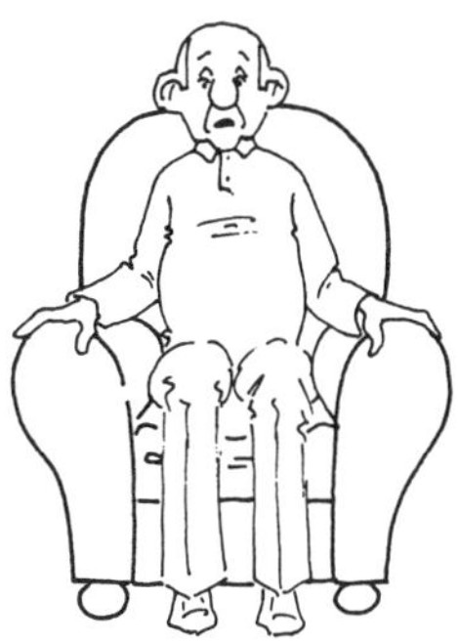

3. Vom Sessel ins Bett, vom Bett in den Sessel mit dauernden Schmerzen.

4. Vom Bett zum Bett und dauernde Schmerzen.

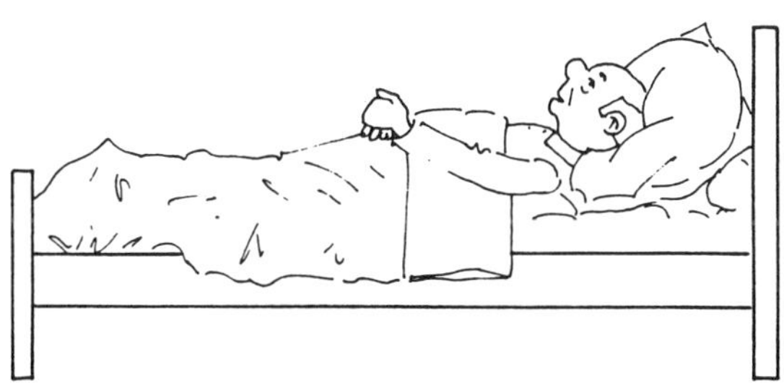

2. Kapitel

Operation und Rehabilitation

Vorstellung des Personals

Außer dem Chirurgen und Narkosearzt, die Sie vor der Operation sehen, lernen Sie nach und nach das Personal der medizinischen Heilberufe kennen. Sie werden Ihnen durch einige Zeichnungen vorgestellt.

Der Sozialarbeiter soll an dieser Stelle auch erwähnt werden, da er eine wichtige Rolle spielt, falls Sie soziale oder finanzielle Probleme haben. Hauptsächlich zuständig für die Probleme am Arbeitsplatz in Verbindung mit der Erkrankung sind: Reha-Abteilung des Arbeitsamtes, Rentenversicherung, Berufsgenossenschaft.

Der Chirurg

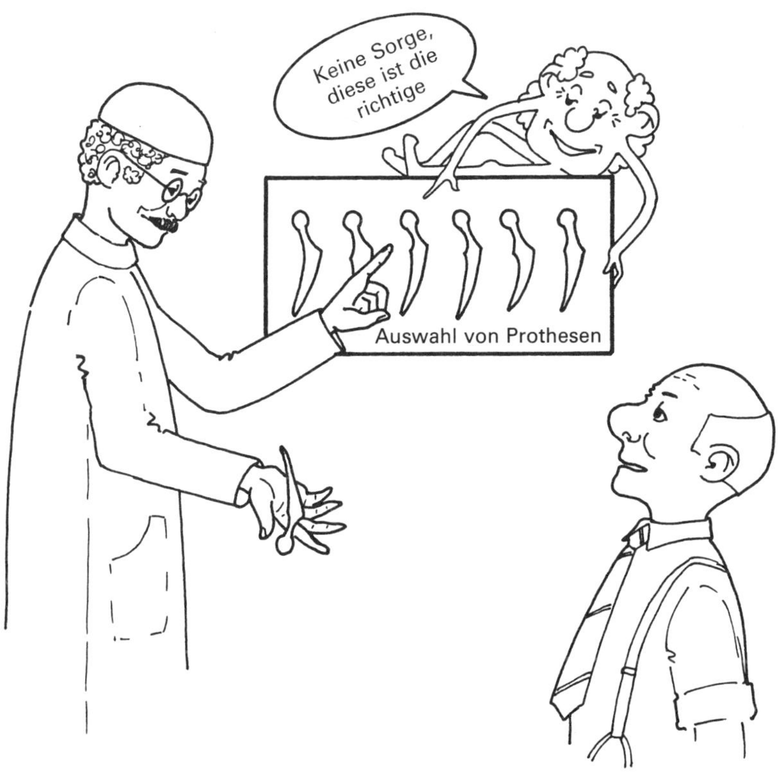

Der Narkosearzt (Anästhesist)

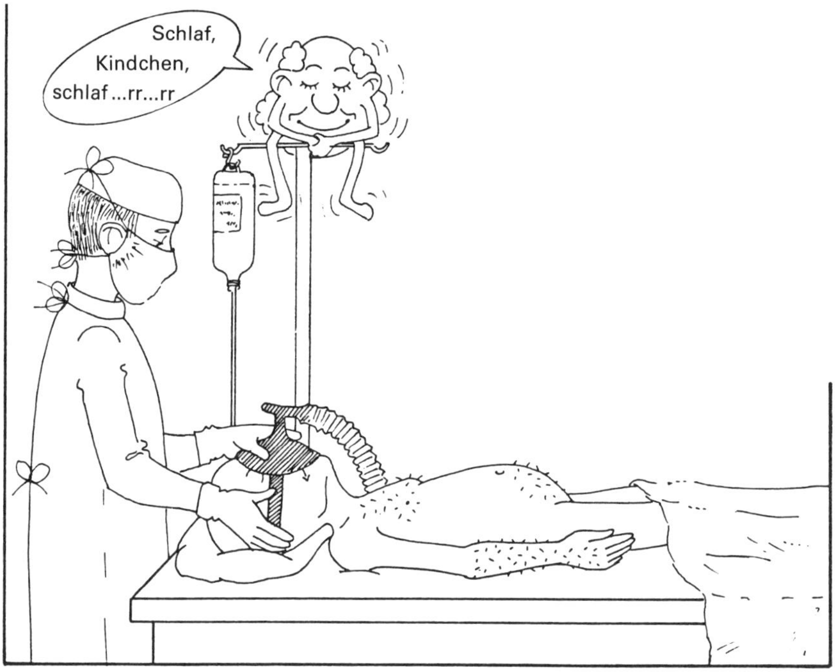

Die Krankenschwester/ der Pfleger

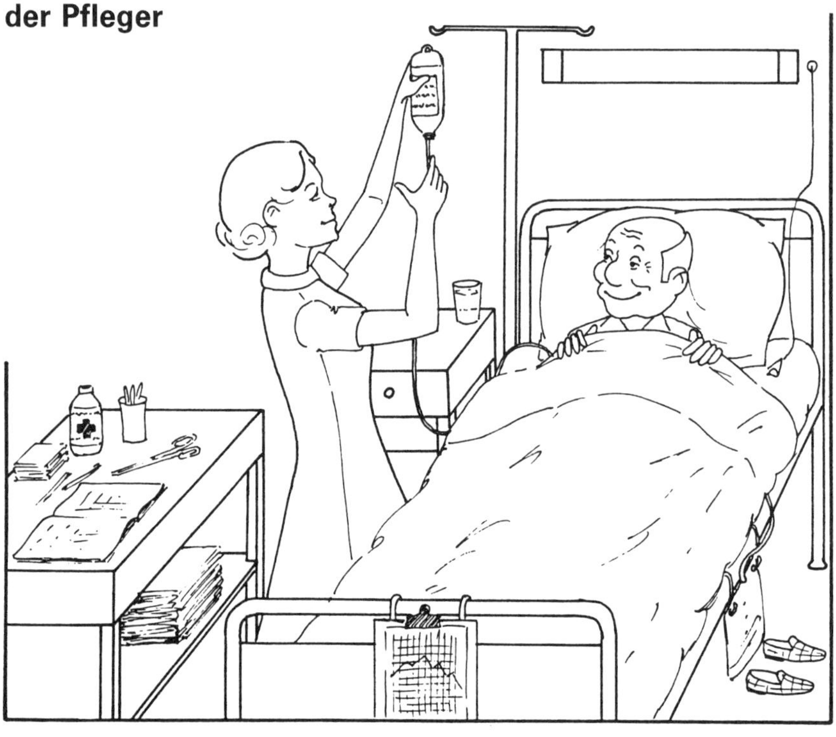

Der Krankengymnast

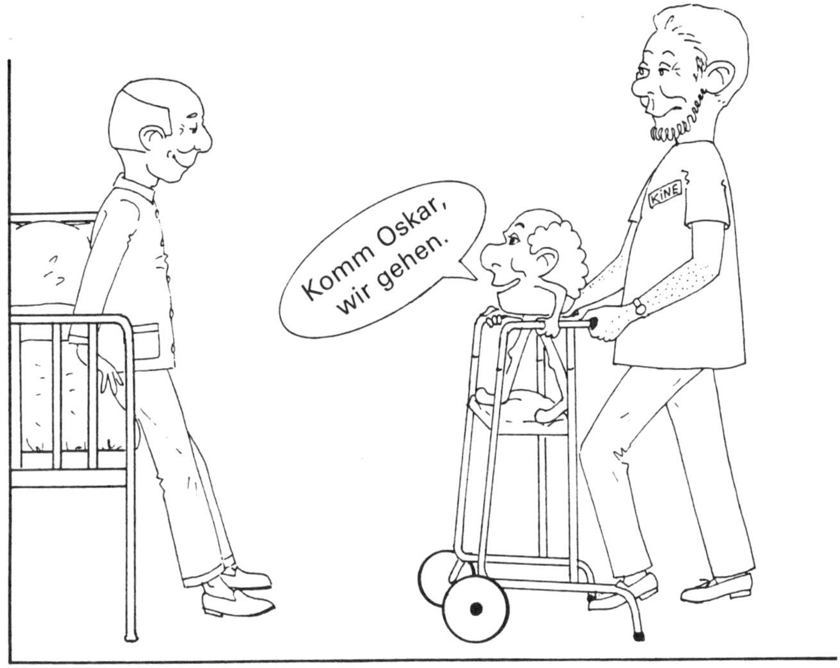

Kurz nach der Operation wird man Sie Übungen machen lassen für:

- den Kreislauf
- die Atmung

Danach wird man folgendes unternehmen:

- Mobilisation
- Muskeltraining
- usw.
- Gehübungen mit dem Gehwagen
  mit den Stöcken
- Treppen hinauf- und hinuntergehen lernen
- usw.

Der Ergotherapeut

Der Ergotherapeut hat eine ergänzende Funktion zur Krankengymnastik.

Der Ergotherapeut berät Sie, wie Sie Ihren Alltag bewältigen können:

- Wiedergewinnung der Muskelkraft und Ausdauer;
- Gleichgewichtsübungen und Ausdauertraining in aufrechter Haltung;
- Wiedererlernen der Aktivitäten im täglichen Leben;
- Erlernen von gelenkschonendem Verhalten;
- wenn es erforderlich ist, werden Sie mit Hilfsmitteln versorgt, die im häuslichen Bereich und an Ihrem Arbeitsplatz hilfreich sind.

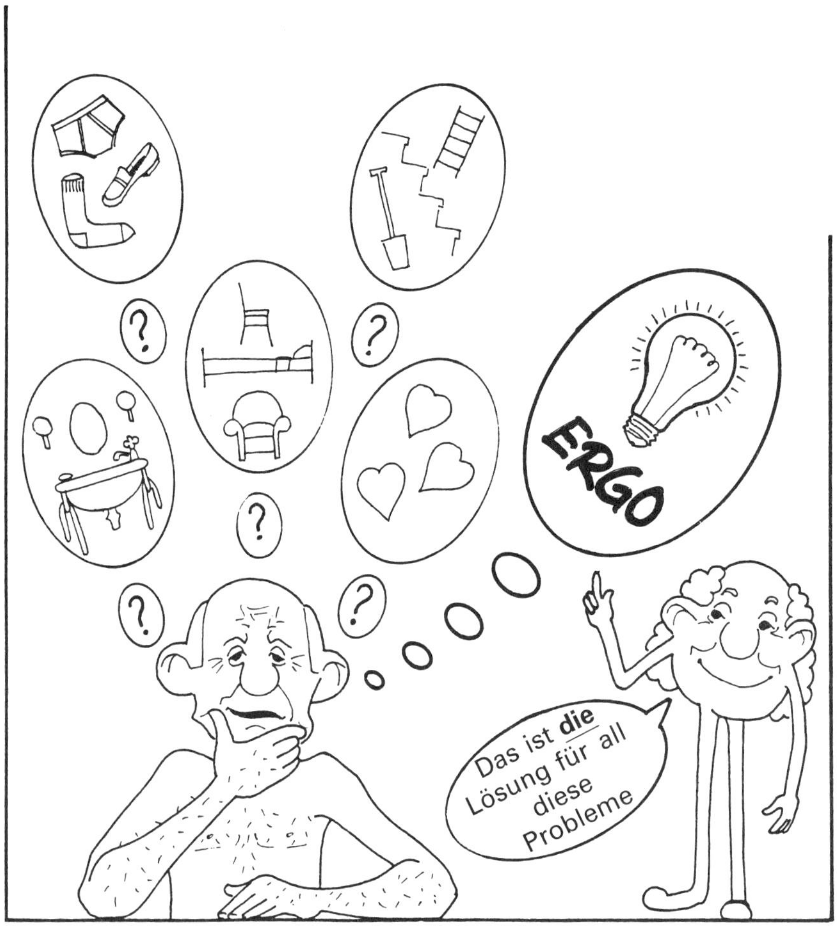

zu Hause

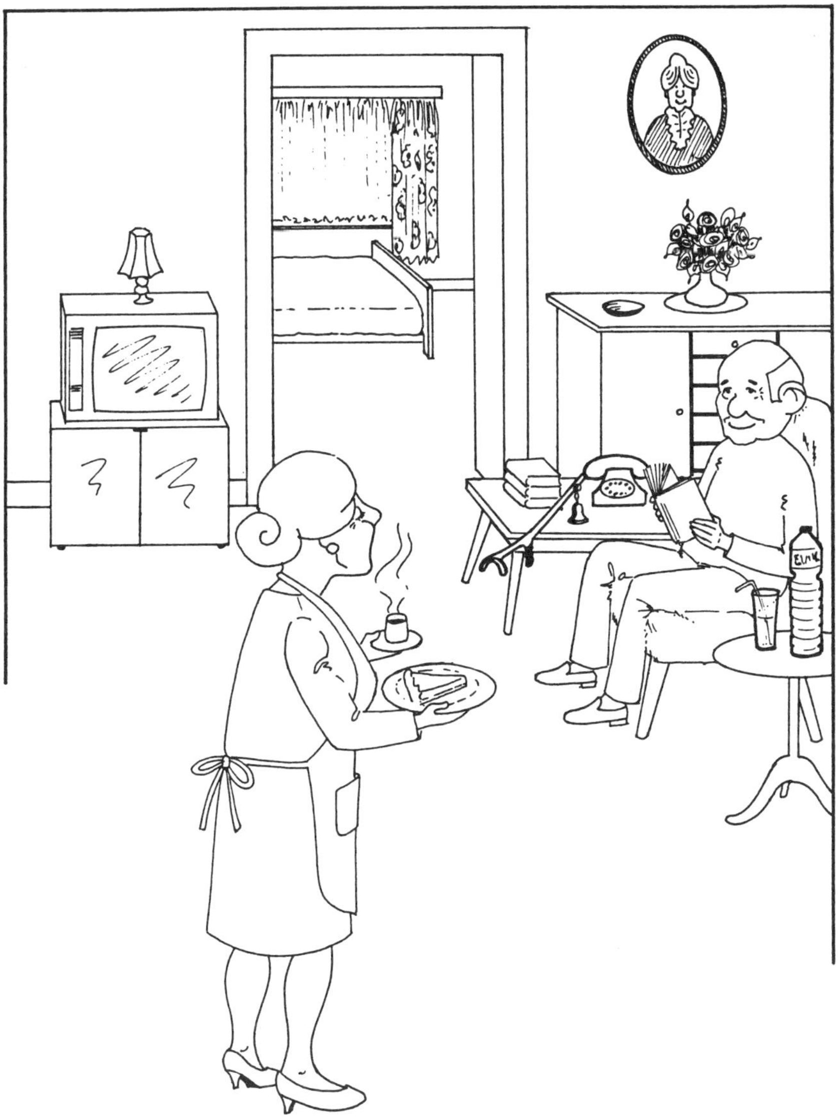

3. Kapitel

Praktische Ratschläge

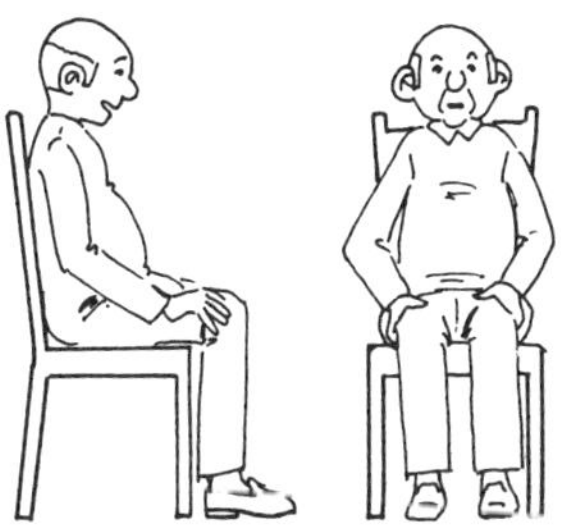

Ihre ideale Sitzposition:
die Beine im rechten Winkel zum Körper.

Gehen Sie bei Schnee und Glätte nicht nach draußen: Rutschgefahr!

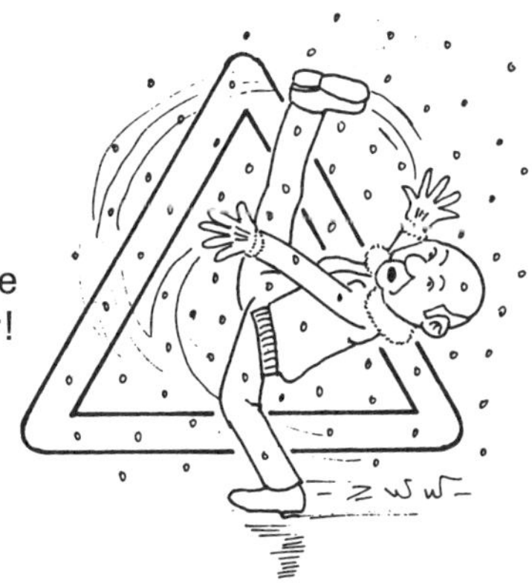

Falsche Positionen

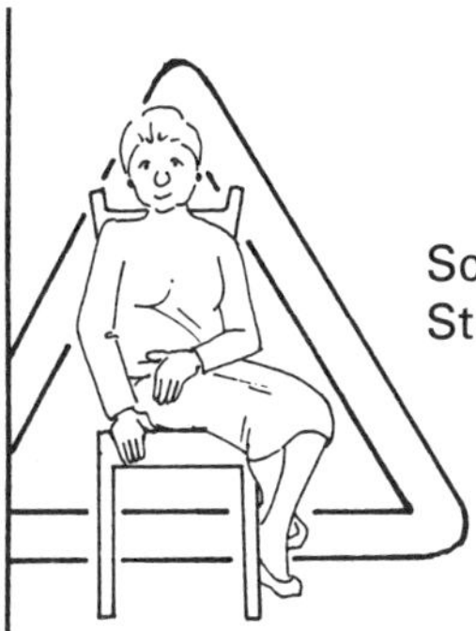

Schräg auf einem Stuhl sitzen.

Sitzend sich zur Seite beugen.

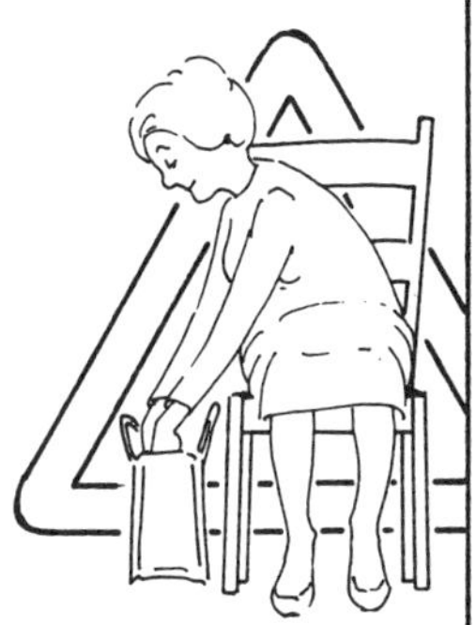

In die Hocke gehen.

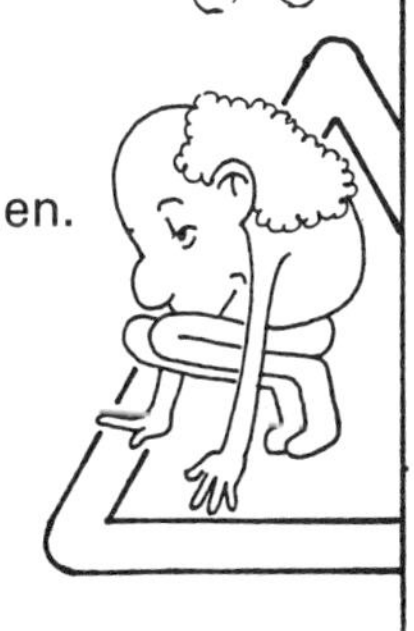

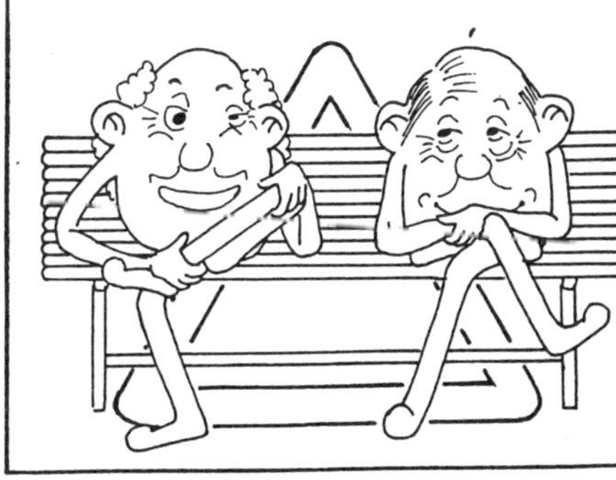

Die Beine überkreuzen.

Sitzgelegenheiten, die Sie vermeiden sollten

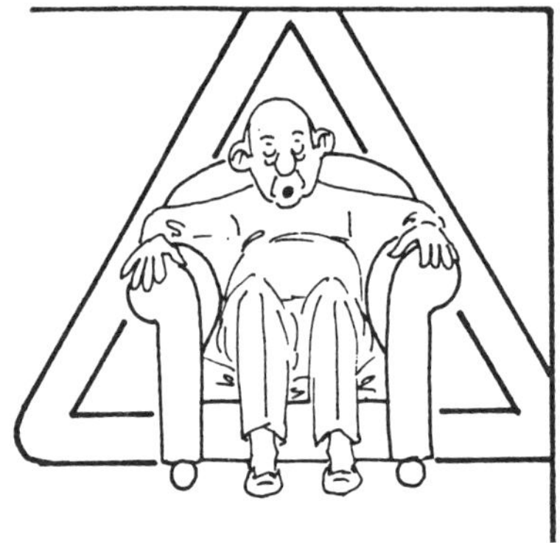

Zu tiefe Sessel

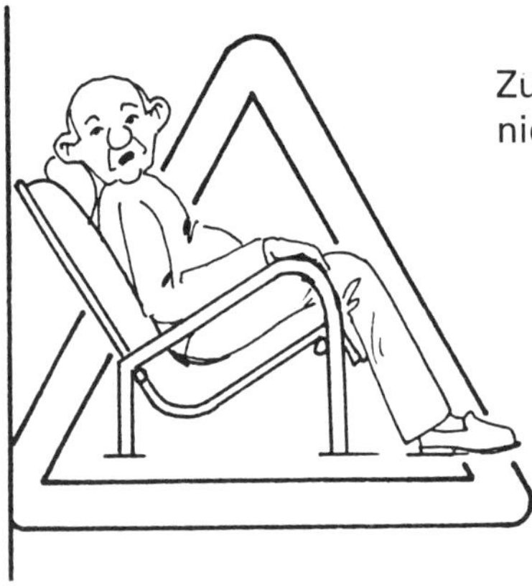

Zu weiche und niedrige Sessel

Wählen Sie eine **hohe und angepaßte Sitzgelegenheit** oder einen Ruhesessel mit Armlehne.

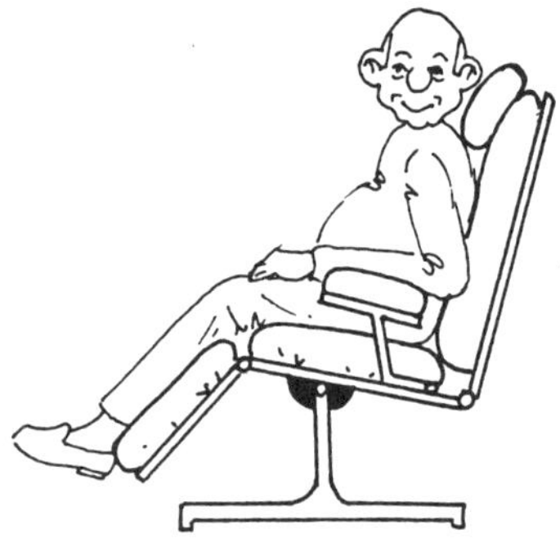

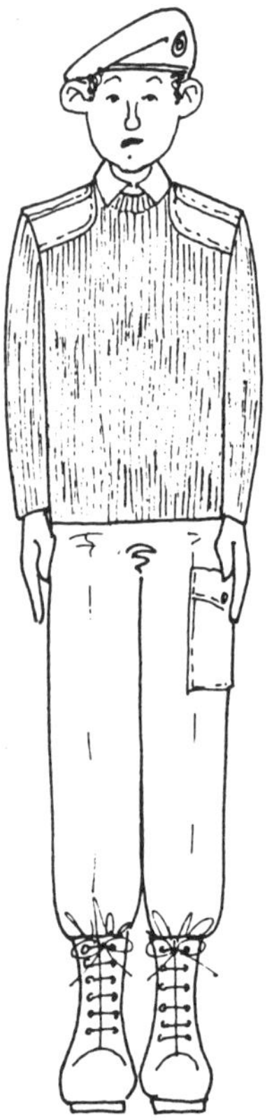

Aufrechte Haltung

Bleiben Sie nie zu lange stehen.
Gehen Sie nie längere Zeit.
Legen Sie regelmäßig kleine Pausen im Sitzen ein.

Mehrbelastung

Wenn Sie aufrecht stehen, dann **auf beiden Beinen, die Füße bequem auseinandergestellt.**

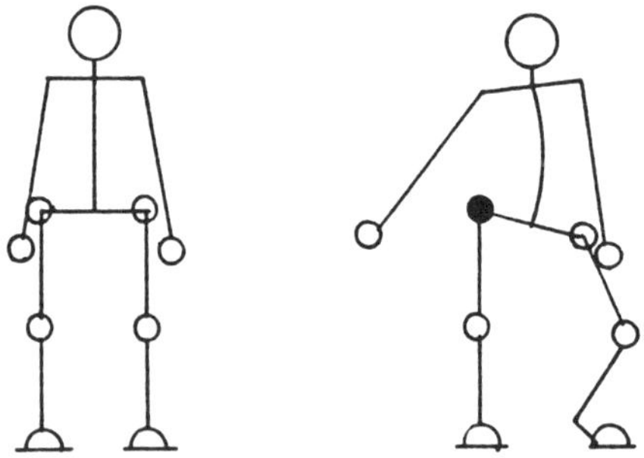

Drehen Sie sich nicht abrupt herum,

drehen Sie sich langsam,

Beine und Becken gleichzeitig.

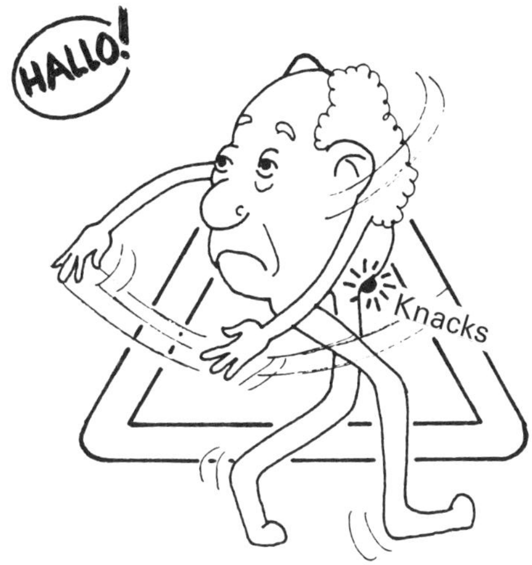

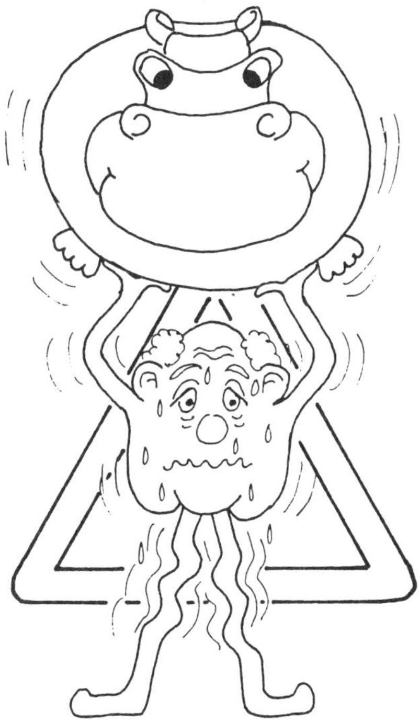

Tragen Sie nichts Schweres. In Ausnahmefällen nur kurze Strecken.

Wenn nötig, tragen Sie die Last **vor sich oder an der operierten Seite,** aber immer am Körper.

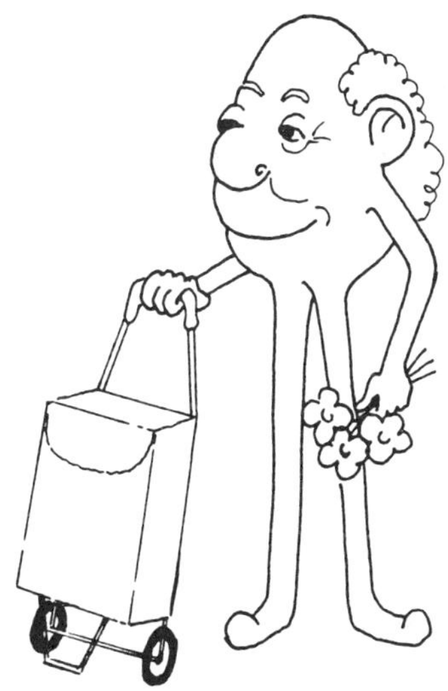

Für Ihre Einkäufe können Sie einen Einkaufswagen benutzen – ein angenehmer Helfer.

Für Ihre Reisen benutzen Sie einen Koffer mit Rollen.

Eine ebenerdige Wohnung wäre von großem Vorteil.

Vorsicht bei hohen Türschwellen!

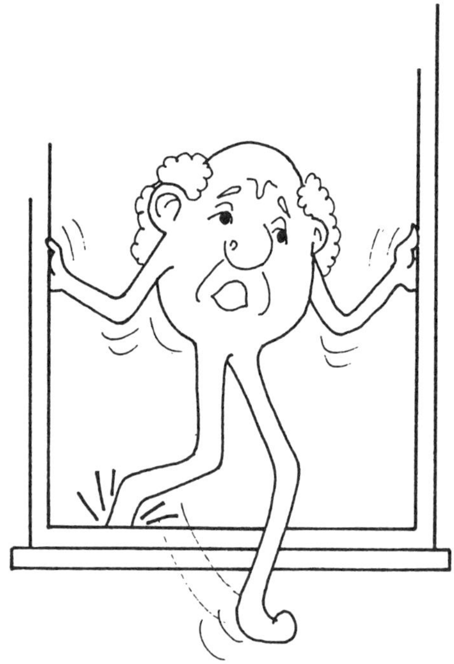

Vorsicht bei Teppichfalten!

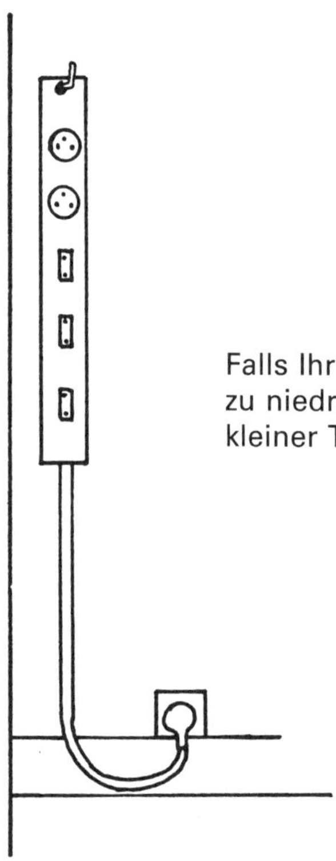

Falls Ihre Steckdosen zu niedrig sind, hier ein kleiner Trick.

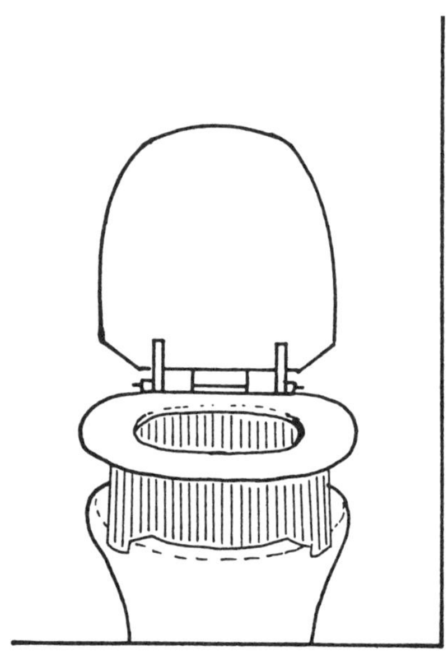

Erhöhen Sie Ihr WC! (Toilettensitzerhöhungen können Sie für die ersten Monate ausleihen). Wenn es Ihnen schwerfällt aufzustehen, lassen Sie sich einen Haltegriff an der Wand anbringen.

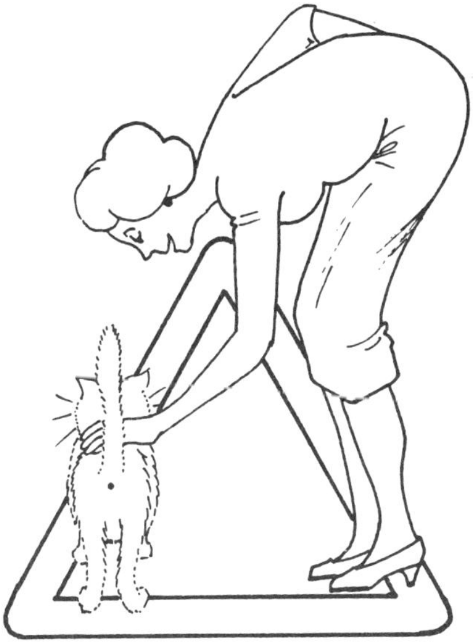

Sie können **sich vorsichtig** herunterbeugen, indem Sie etwas **in die Knie gehen.**

Und hier sehen Sie, wie Sie ohne das geringste Risiko einen Gegenstand vom Boden aufheben oder ihn hinstellen können:

1. Sie stützen sich mit einer Hand auf einen Tisch o. ä. und stehen auf **Ihrem nicht operierten Bein.**

2. Sie beugen Ihren Körper und heben gleichzeitig **Ihr operiertes Bein** nach hinten. So kann Ihre freie Hand leicht den Boden berühren.

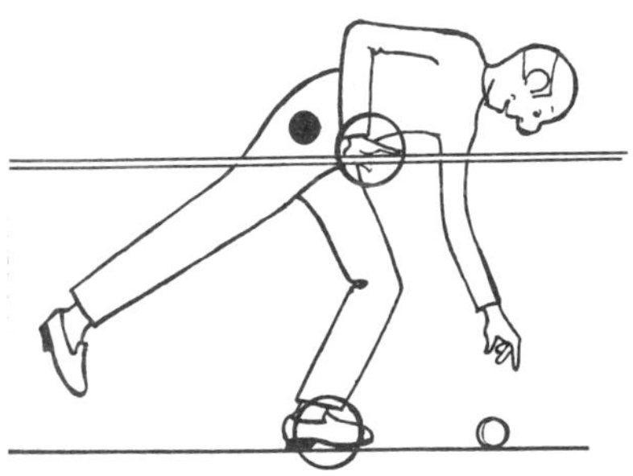

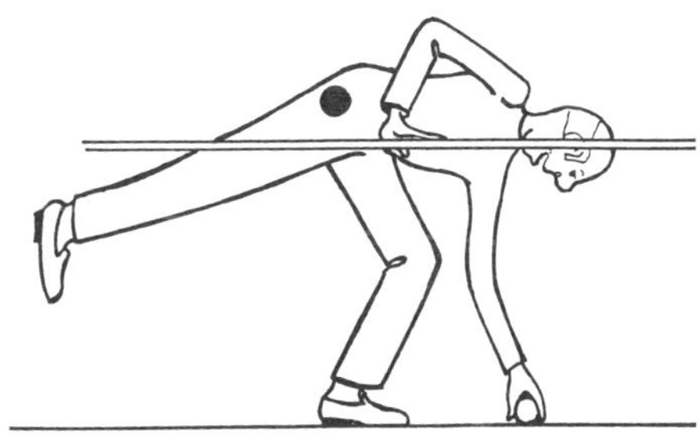

4. Kapitel

Aktivitäten des täglichen Lebens

Aufstehen

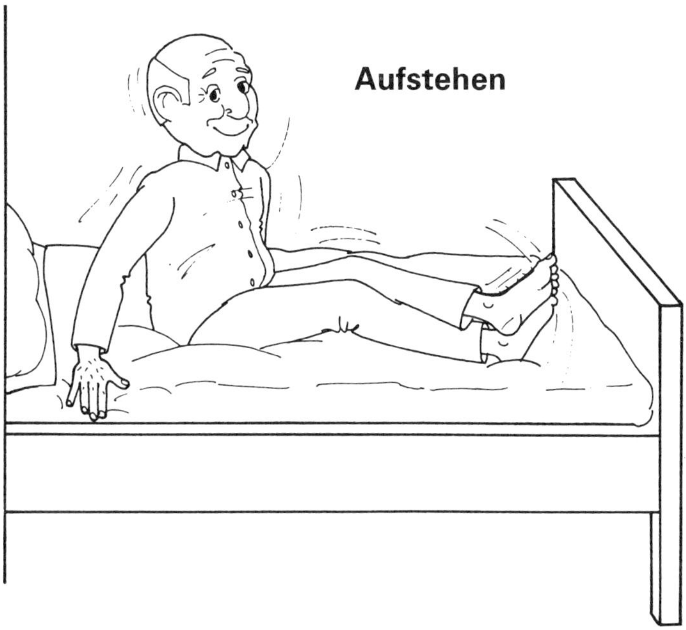

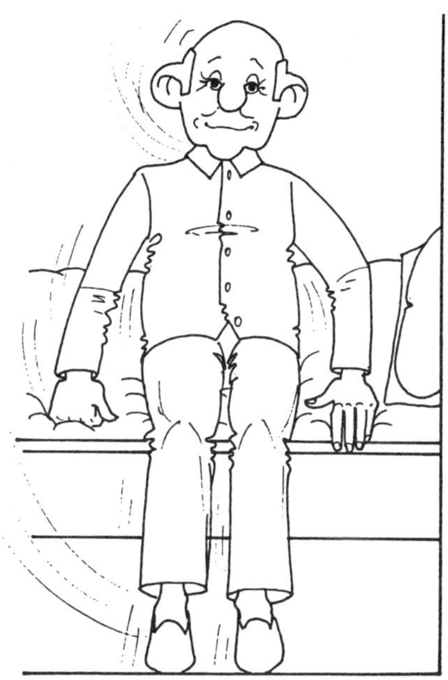

Sitzend auf beide Hände gestützt, die Beine gebeugt und die Füße gekreuzt

drehen Sie Ihr Becken und die Beine gleichzeitig über den Rand des Bettes.

Ziehen Sie Pantoffeln an.

Stehen Sie immer mit Hilfe beider Hände auf.

Höhe des Bettes = Höhe des Stuhles.
Wenn das Bett zu niedrig ist, können Sie es erhöhen lassen (siehe Liste der Hilfsmittel).

Körperpflege

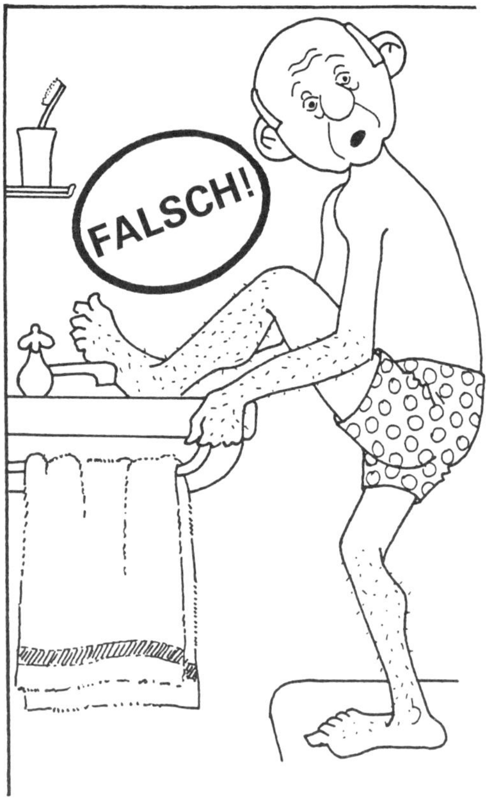

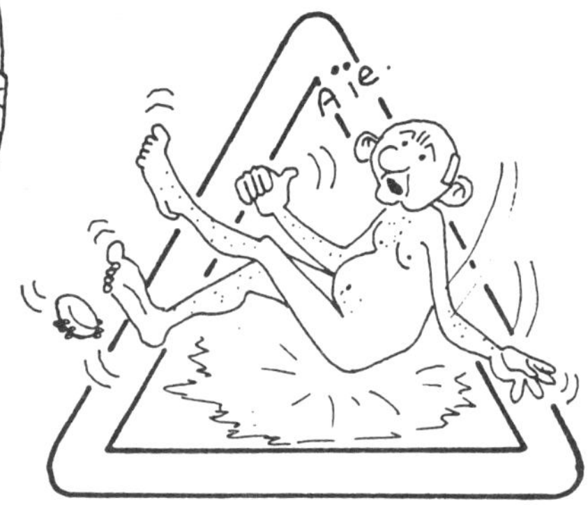

Steigen Sie anfangs nie so in Ihre Badewanne.

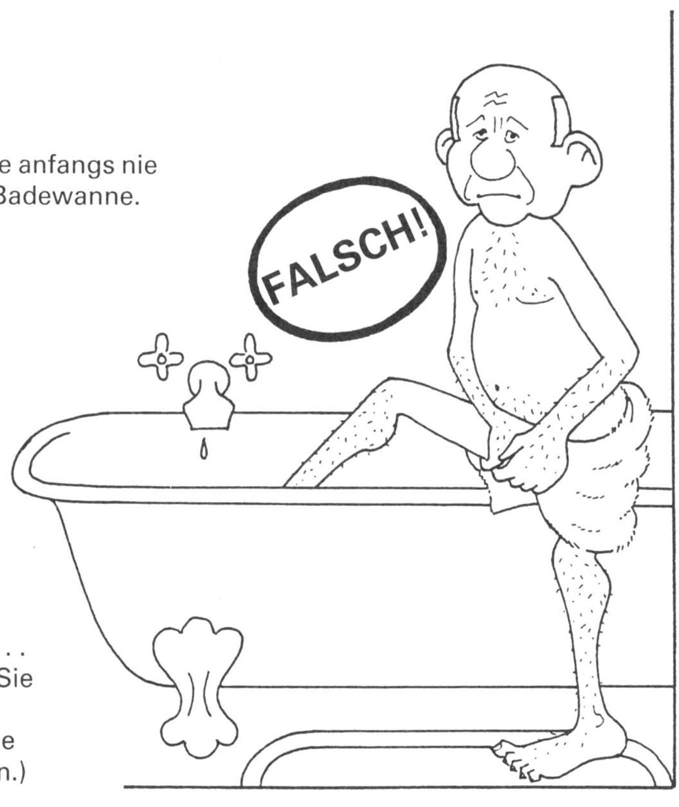

Ein bißchen Geduld . . . mit Training können Sie dies bald wieder tun. (Bitte beachten Sie die nachfolgenden Seiten.)

Am Waschbecken

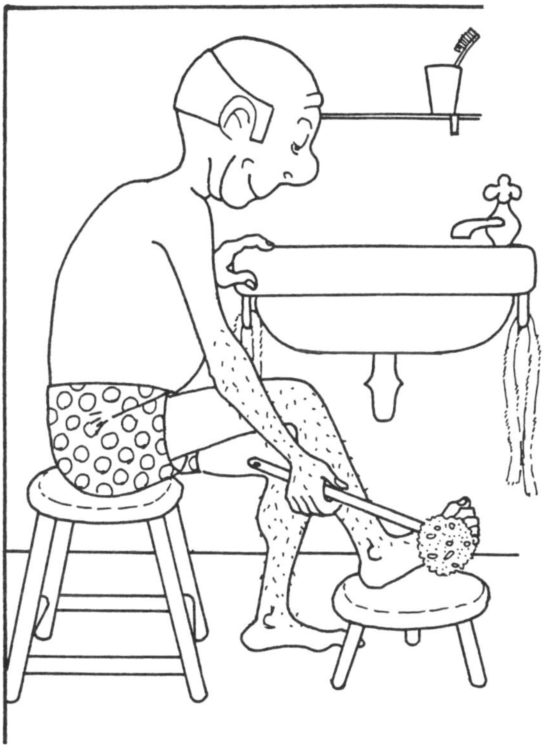

Nur das Füßewaschen bereitet einige Schwierigkeiten.

Benutzen Sie einen Schwamm mit langem Stab oder eine Rückenbürste, über die Sie einen Waschlappen stülpen.

Um die Füße abzutrocknen, benutzen Sie ein großes Badetuch.

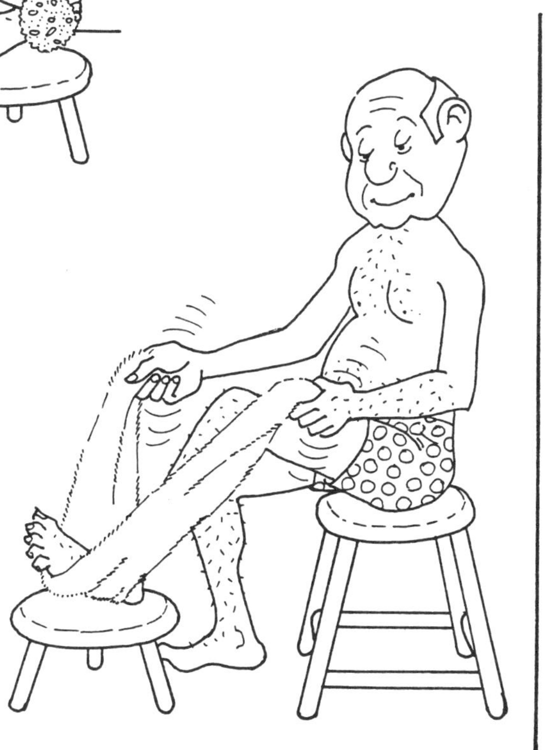

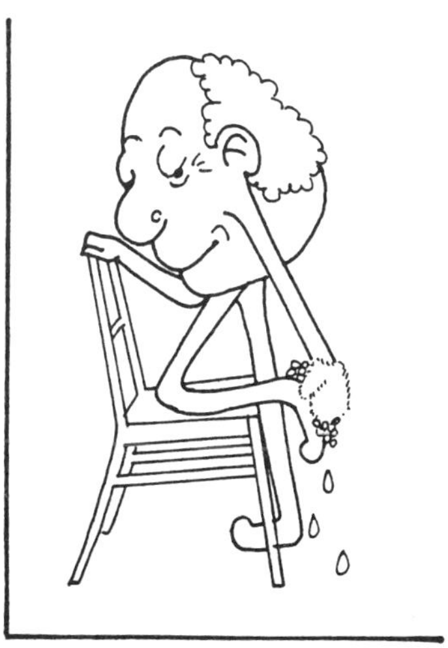

Wie auf der linken Abbildung dargestellt, können Sie sich auch so die Füße waschen. Das Bein aber nicht nach außen drehen.

Duschen

Rutschfeste Unterlage

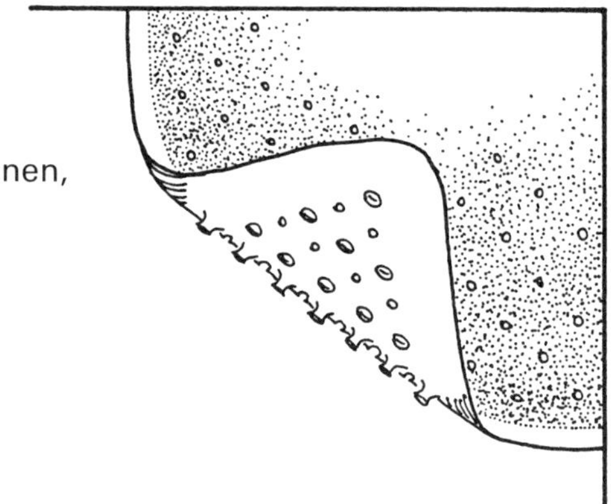

Denken Sie an eine **rutschfeste Unterlage**.

Lassen Sie einen **Haltegriff** an der Wand anbringen. Dieser hilft Ihnen, das Gleichgewicht zu halten.

Sie können auch einen **Plastikhocker** in Ihr Duschbecken stellen.

Es gibt auch **Klappsitze,** die man an der Wand anbringen lassen kann.

Achtung! Den Klappsitz hoch genug anbringen lassen, damit Sie besser aufstehen können.

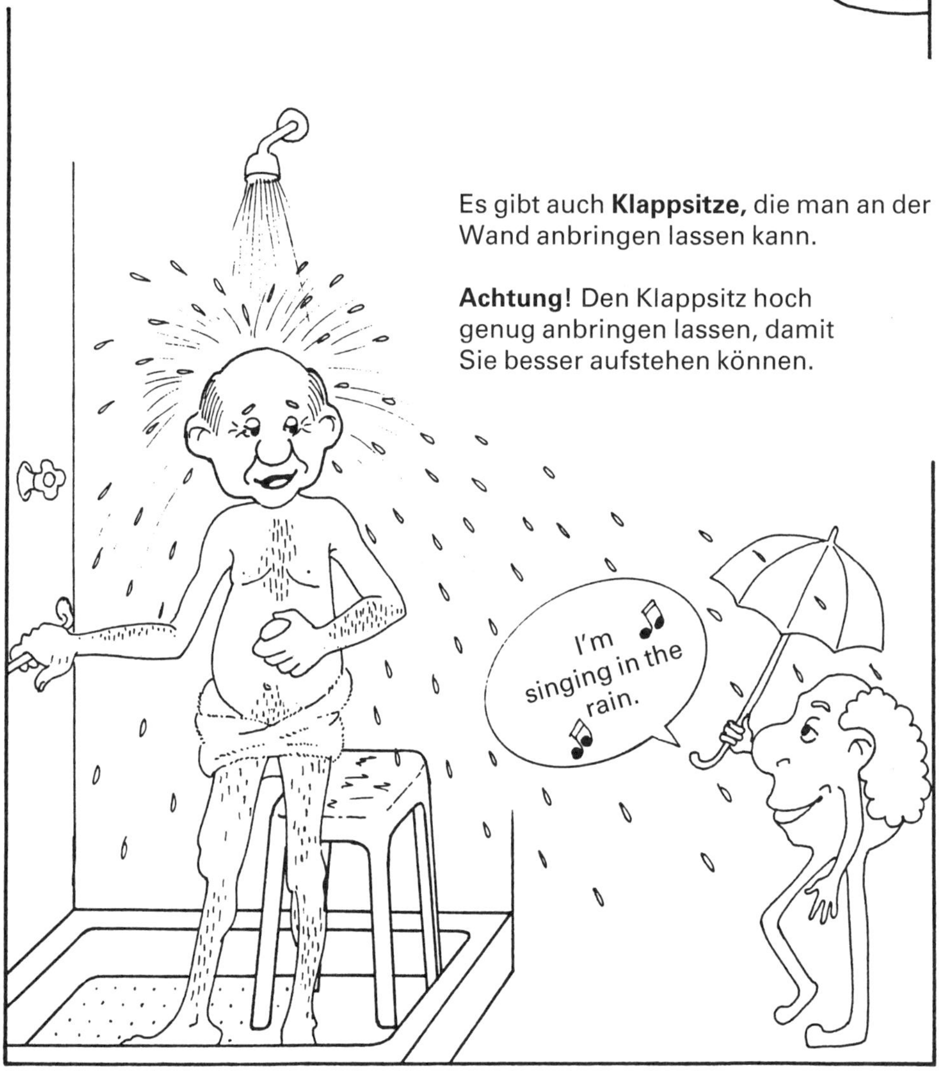

Baden

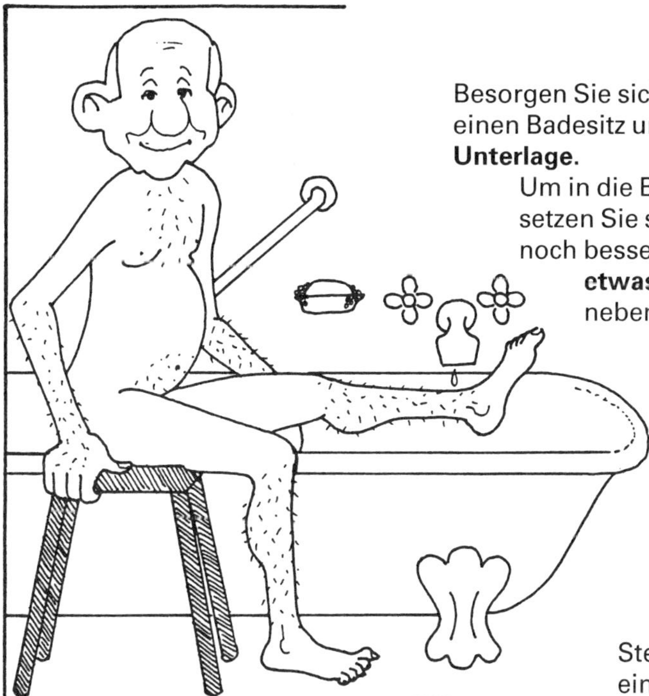

Besorgen Sie sich für die Badewanne einen Badesitz und eine **rutschfeste Unterlage.**

Um in die Badewanne zu steigen, setzen Sie sich auf den Rand oder noch besser auf einen Hocker, **der etwas höher ist** und direkt neben der Wanne steht.

Steigen Sie zuerst mit einem, dann mit dem anderen Bein ein. Wenn Sie beide Beine in der Wanne haben, stellen Sie sich hin und setzen sich dann auf den Badesitz.

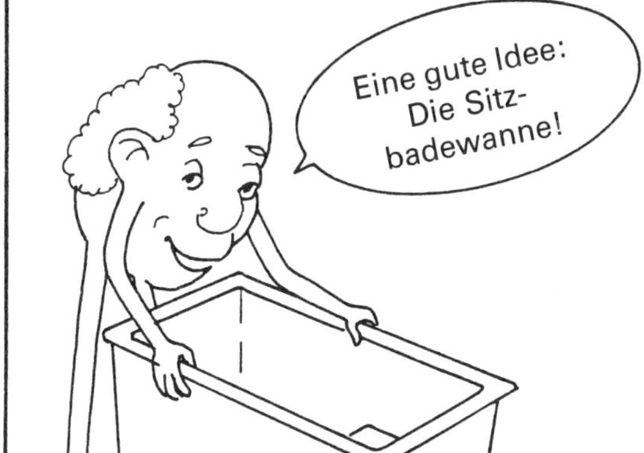

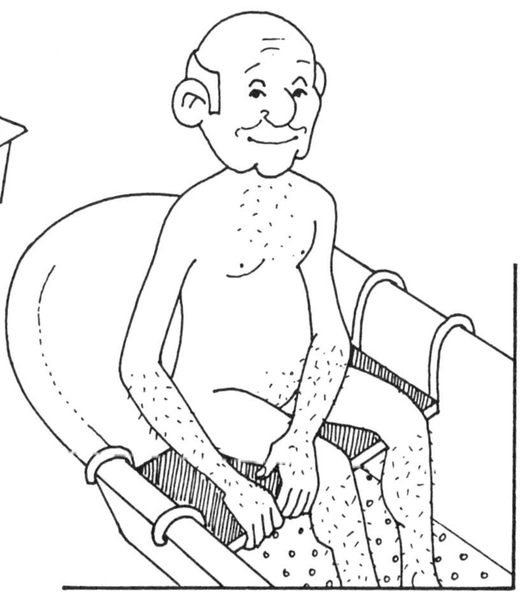

Anfangs ist davon abzuraten, sich auf den **Boden** der Badewanne zu setzen.

Anziehen

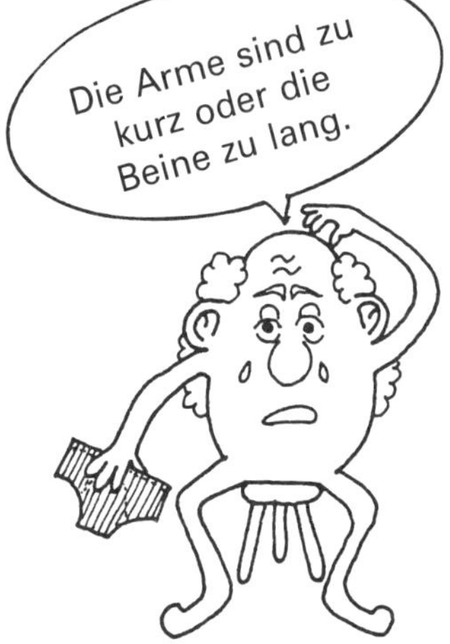
Die Arme sind zu kurz oder die Beine zu lang.

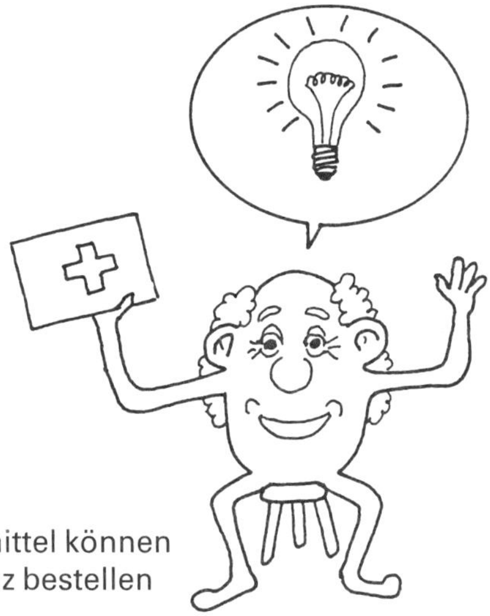

Eine Broschüre über Hilfsmittel können Sie sich über das Rote Kreuz bestellen (Adresse siehe Seite 62).

Und hier – leicht zu bauen: Nehmen Sie zwei Vierkantleisten ca. 40 cm lang und kleben Sie daran zwei Wäscheklammern.

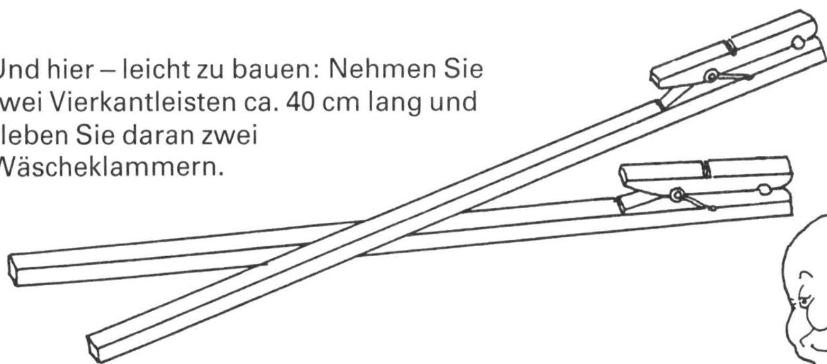

Klemmen Sie Ihren Slip mit den Wäscheklammern fest. Halten Sie die Stäbe und steigen Sie mit Ihren Beinen in den Slip. Bringen Sie alles in die richtige Höhe, damit Sie den Slip hochziehen können. Lösen Sie die Klammern. Das gleiche Prinzip bei Röcken oder Hosen.

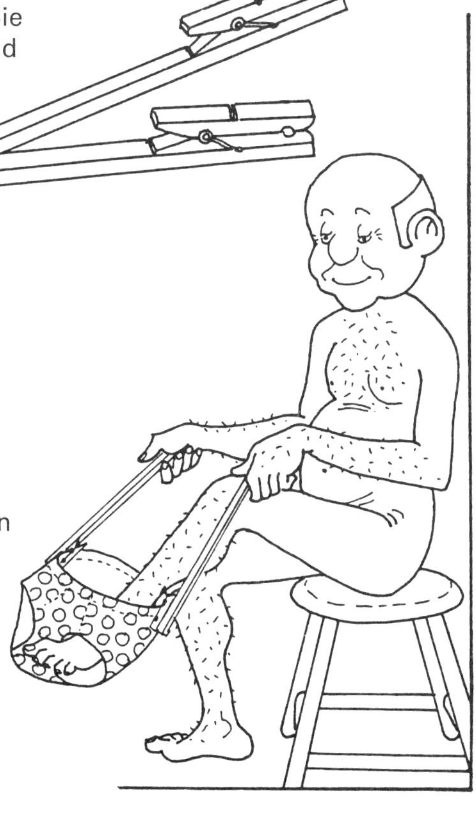

Um Ihre Hosen anzuziehen, können Sie auch Hosenträger benutzen.

Mit den Hosenträgern ziehen Sie die Hose über die Beine hoch. Zuletzt lösen Sie die Hosenträger, wenn Sie lieber einen Gürtel tragen.

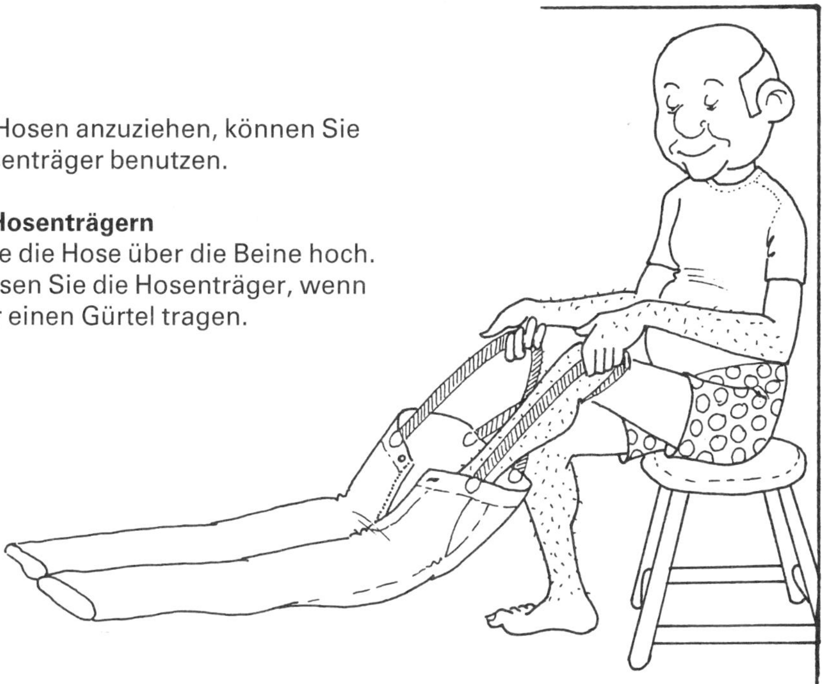

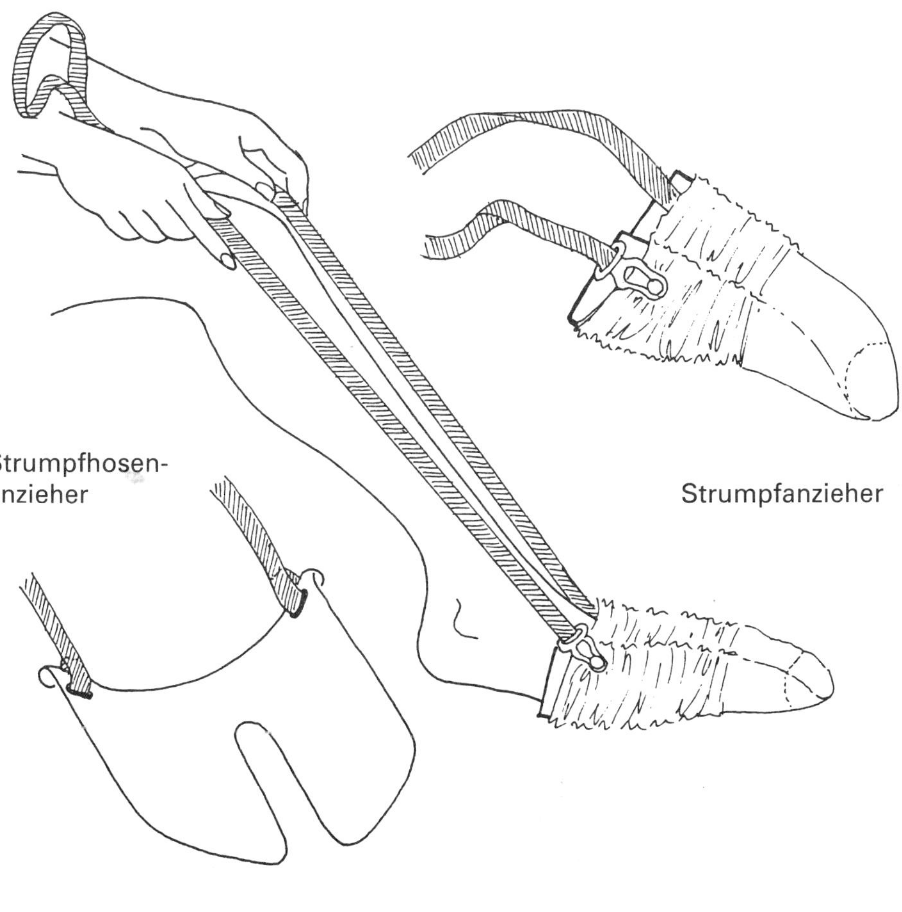

Strumpfhosenanzieher

Strumpfanzieher

Sockenanzieher

Mit einem großen Schuhlöffel und einem Paar Hosenträger können Sie sich behelfen.

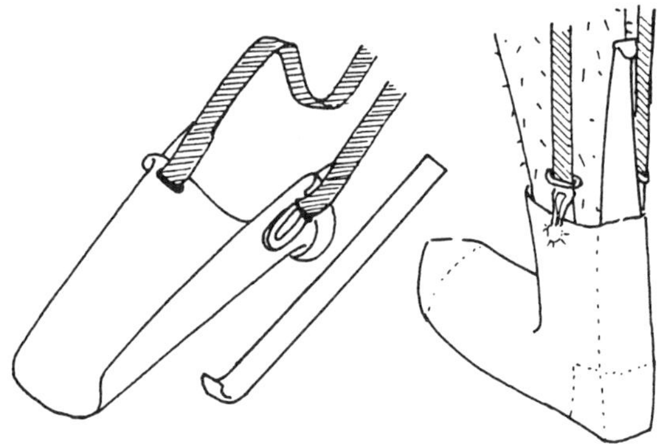

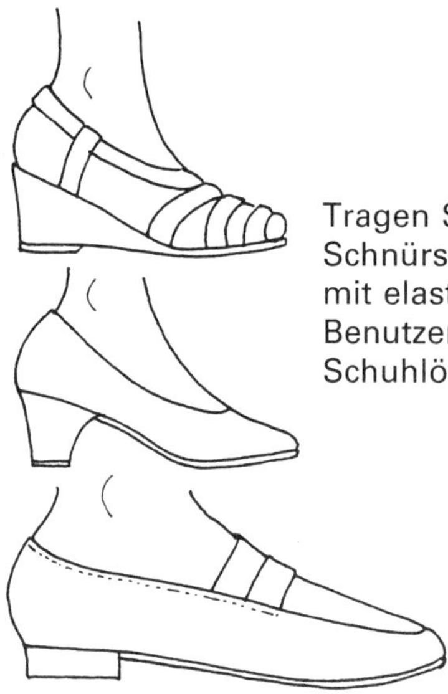

Tragen Sie **feste** Schuhe ohne Schnürsenkel oder Schnürschuhe mit elastischen Schnürsenkeln. Benutzen Sie einen langen Schuhlöffel.

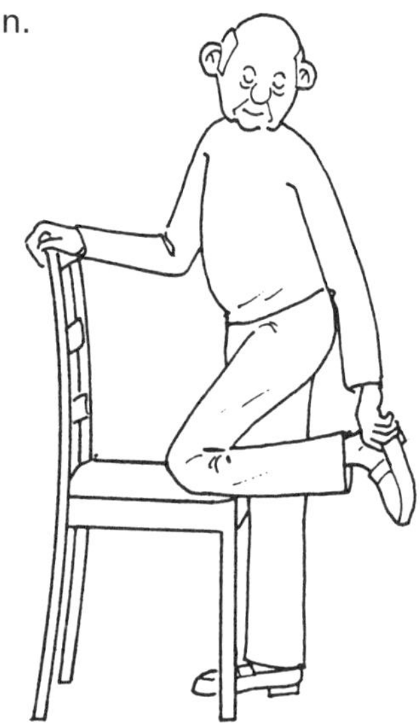

Sie können Ihre Schuhe auch auf diese Weise anziehen, aber drehen Sie den Fuß nicht nach außen.

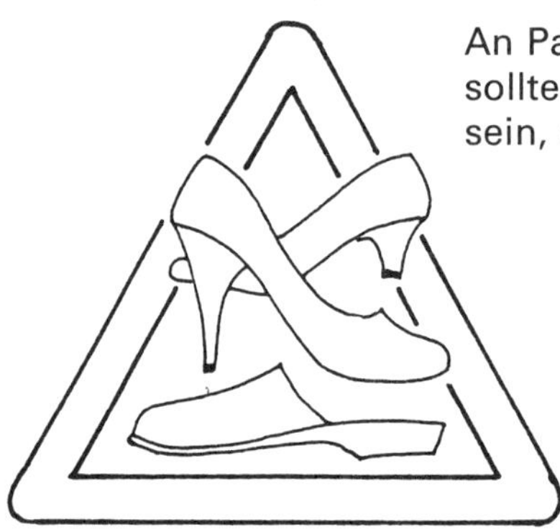

An Pantoffeln oder Sandalen sollte ein Riemen angebracht sein, der die Ferse hält.

Benutzen Sie zum Ausziehen der Schuhe einen Stiefelknecht.

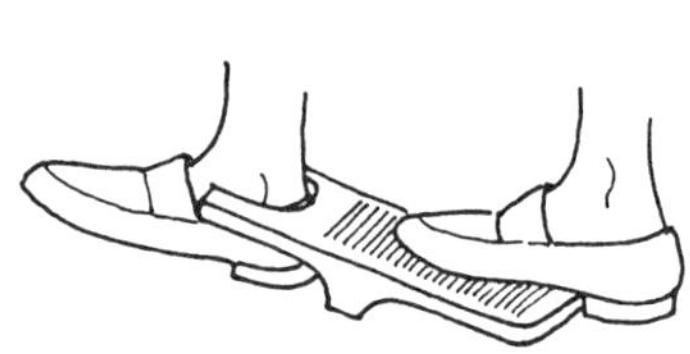

Gehen Sie immer in geeignetem Schuhwerk.

Treppensteigen

Steigen Sie nur eine Stufe auf einmal hinauf:

Setzen Sie beide Füße auf dieselbe Stufe, bevor Sie auf die nächste steigen.

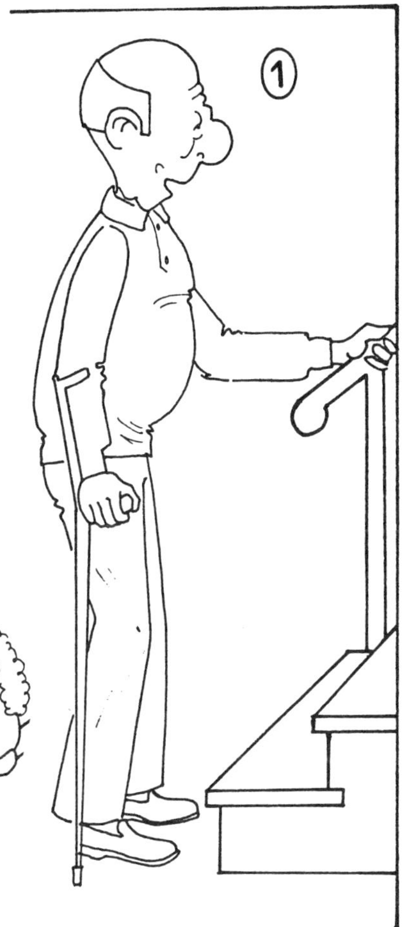

1. Eine Hand am Geländer, in der anderen Hand Ihren Stock, falls Sie einen benutzen.

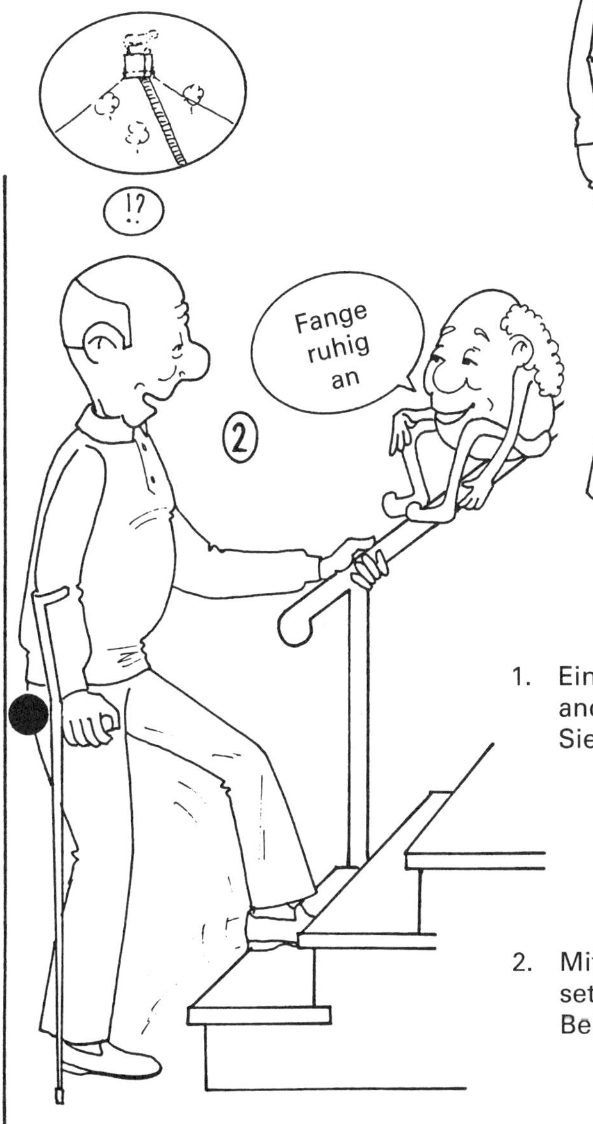

2. Mit festem Halt beider Hände setzen Sie das **nicht operierte** Bein auf die erste Stufe.

3. Nun setzen Sie das **operierte Bein** auf die erste Stufe.

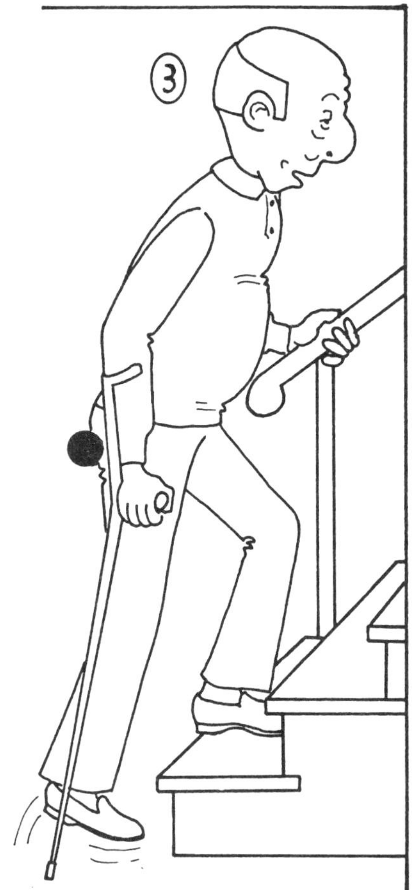

4. Bringen Sie Ihren Stock auf die gleiche Höhe.

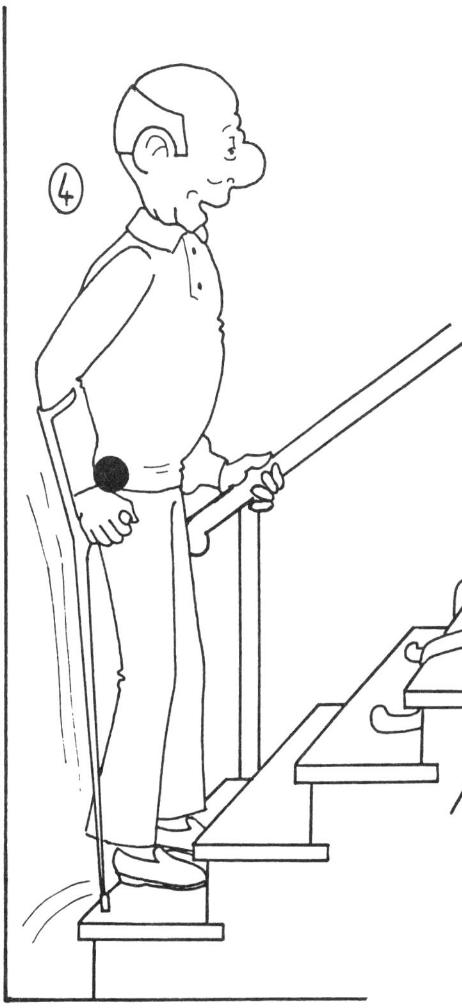

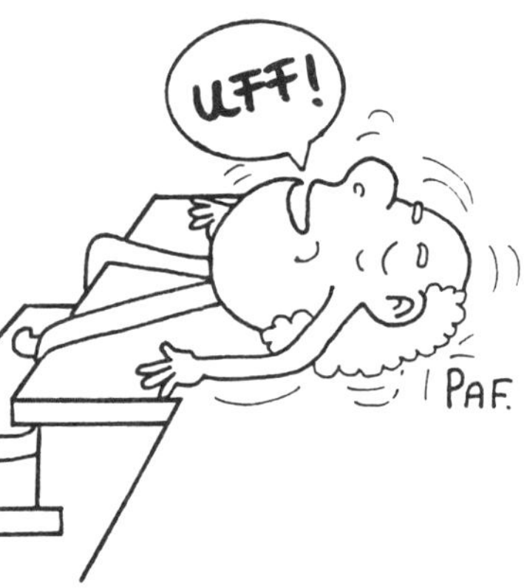

Wenn kein Geländer vorhanden ist, nehmen Sie den Stock auf die **nicht operierte** Seite und befolgen Sie die vorigen Instruktionen, um die zweite Stufe zu erreichen.

Treppen hinuntergehen

Wie beim Treppensteigen,
so gehen Sie auch die
Treppe hinunter – Stufe für Stufe.

1. Fassen Sie mit der Hand ans Geländer.

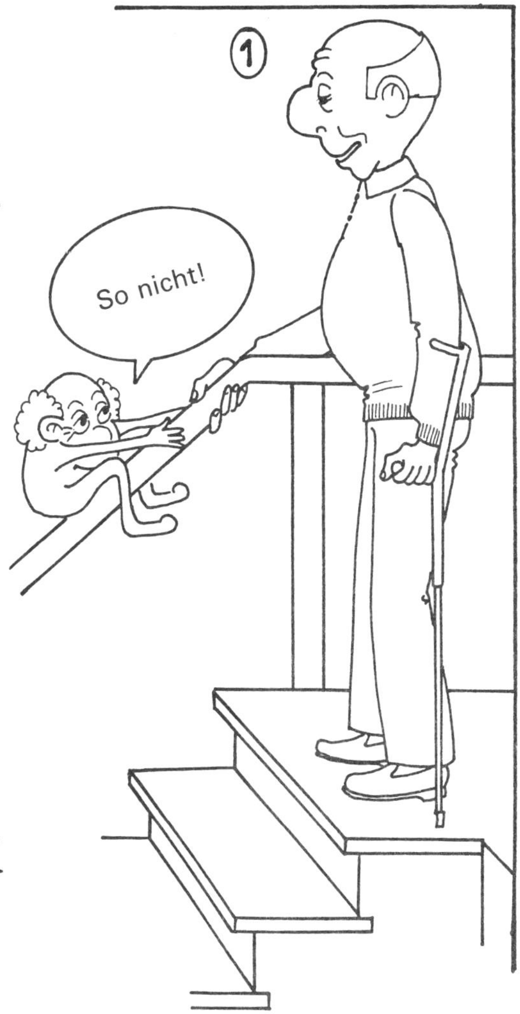

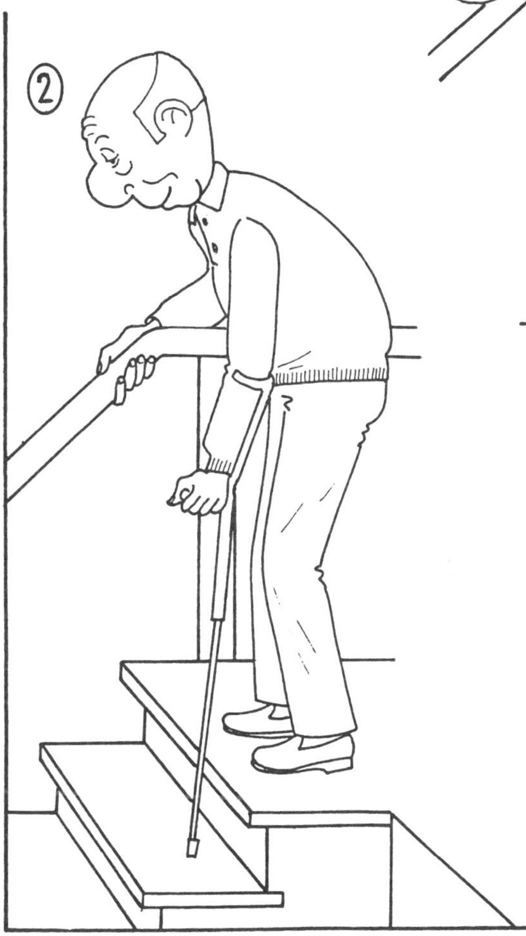

2. Stellen Sie Ihren Stock auf die niedrigere Stufe.

3. Stellen Sie das operierte Bein auf die Stufe, wo sich bereits der Stock befindet.

4. Stellen Sie das zweite Bein neben das erste, die erste Stufe sind Sie nun hinuntergegangen.

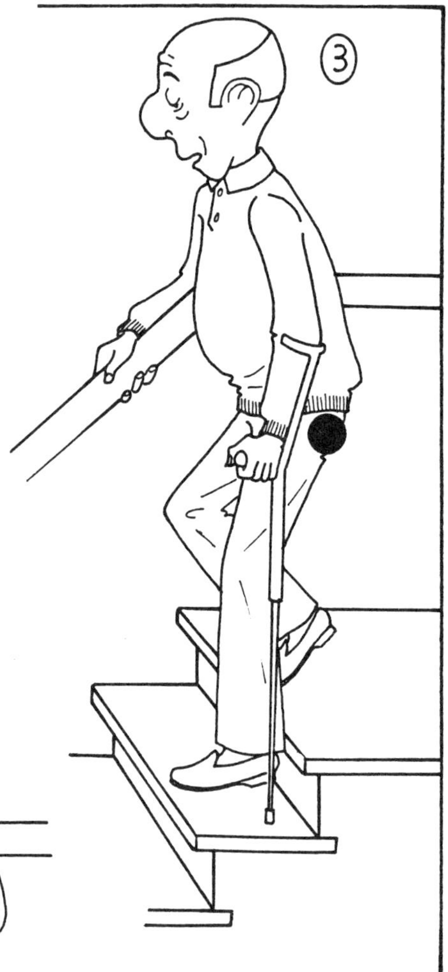

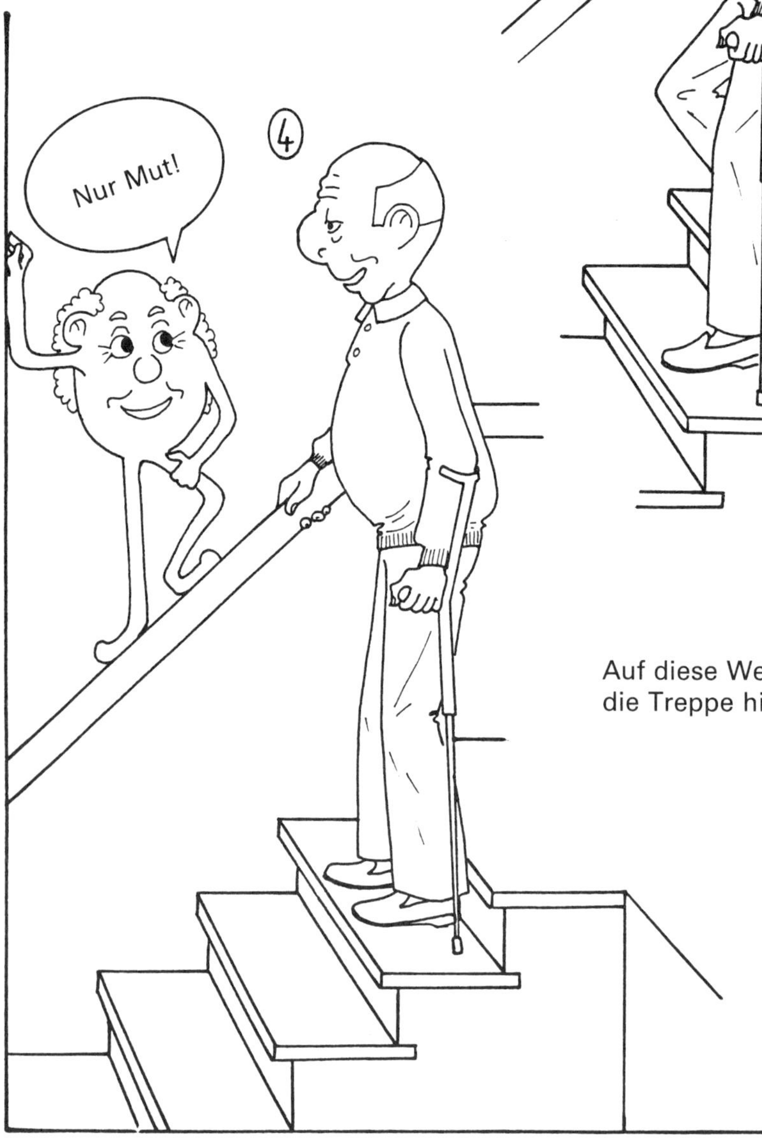

Auf diese Weise gehen Sie die Treppe hinunter.

Putzen: bitte nicht übertreiben

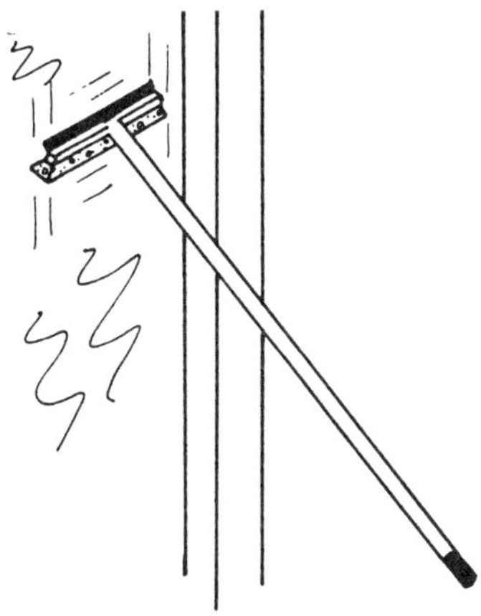

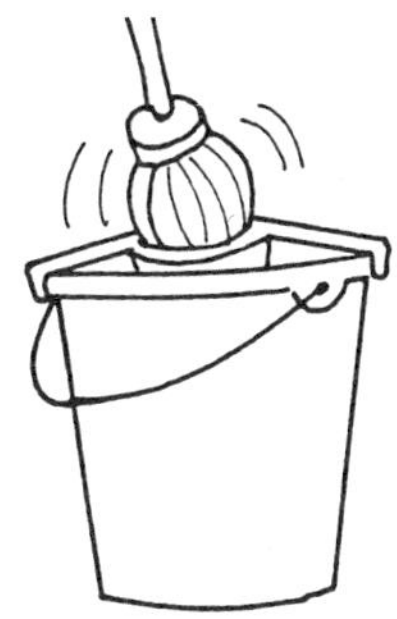

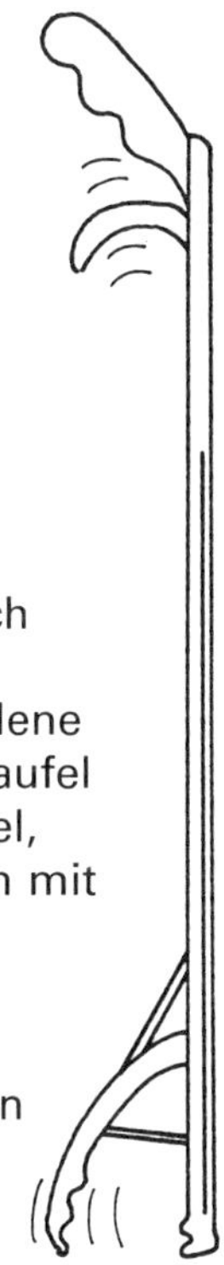

Benutzen Sie so oft wie möglich folgende Hilfsmittel:
Greifzangen, um heruntergefallene Gegenstände aufzuheben, Schaufel und Handfeger mit langem Stiel, Wischmop mit Stiel, Schwamm mit langem Stiel für die Fenster.

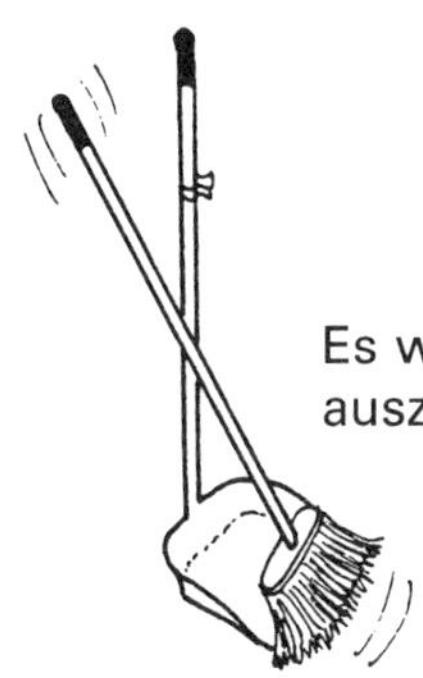

Es wird Ihnen leichterfallen, bestimmte Arbeiten auszuführen, wenn Sie in die Knie gehen.

Um wieder aufzustehen, halten Sie sich an einem Möbelstück fest. So sparen Sie Kraft.

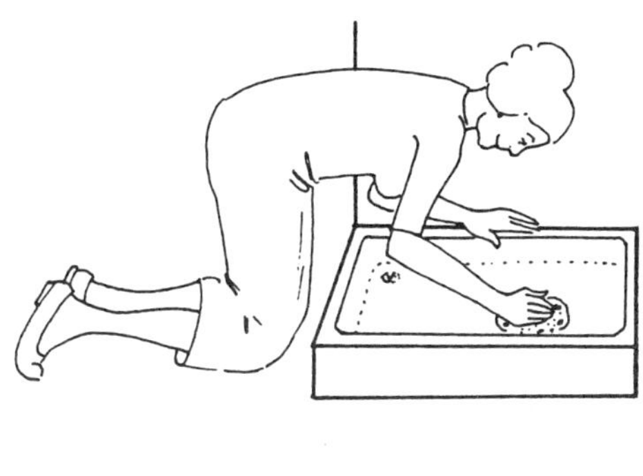

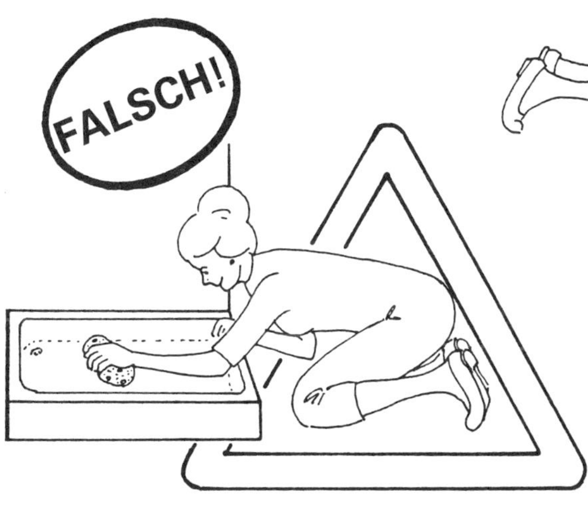

Nicht kauern!

Im Haushalt: Achtung Rutschgefahr!

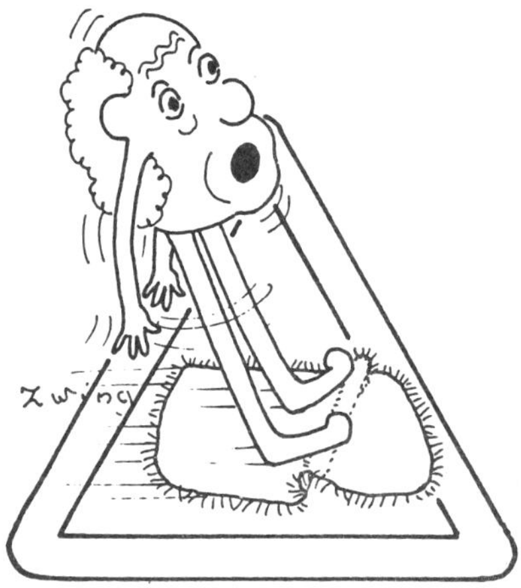

Nach der Entlassung aus dem Krankenhaus rollen Sie Ihre Teppiche zusammen und wachsen Sie nicht Ihre Böden: So können Sie die Rutschgefahr vermindern.

Später: Rutschfeste Klebefolien unter den Teppichen anbringen.

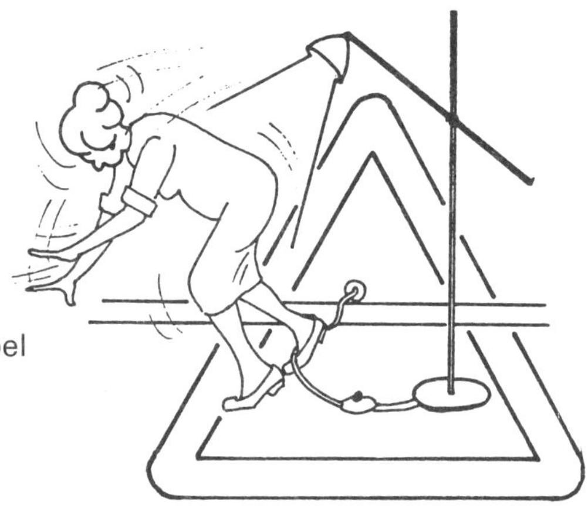

Denken Sie auch an baumelnde Kabel von Staubsauger, TV, Radio, Stehlampe etc.

Benutzen Sie keine Hocker, sondern eine stabile Stehleiter.

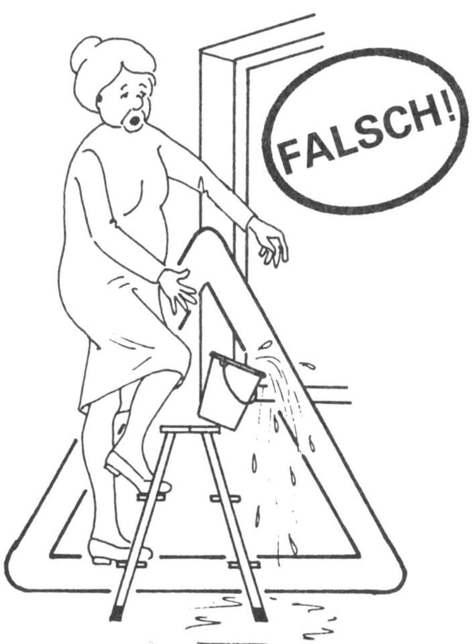

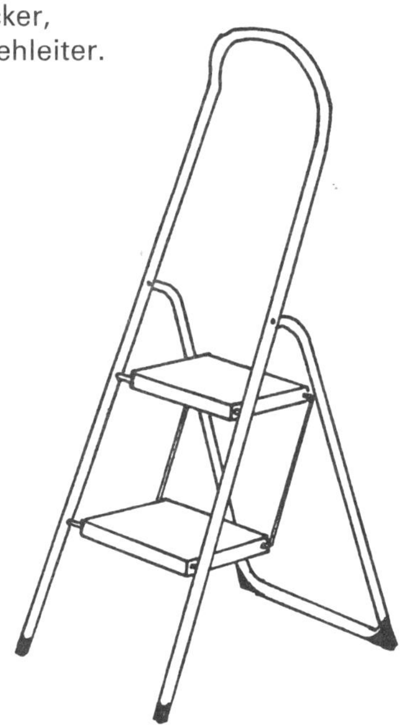

Haushalt: Nicht überanstrengen!

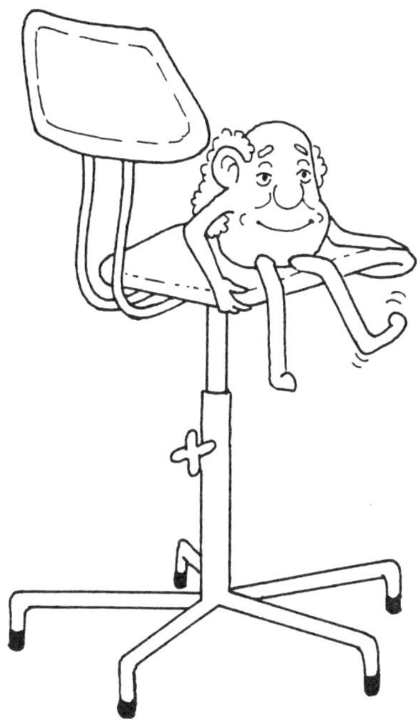

Arbeiten Sie sitzend auf einem **hohen und stabilen Stuhl** oder auf einem Stuhl mit Rollen, wenn Sie ein gutes Gleichgewicht haben.

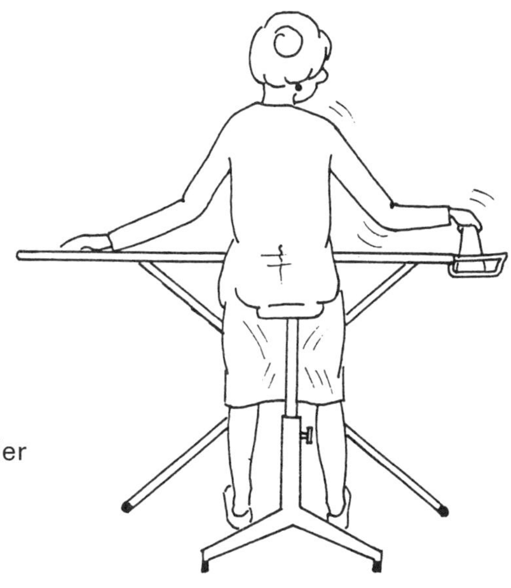

Wenn möglich, benutzen Sie bei jeder Beschäftigung (z. B. Geschirr abwaschen . . .) einen **höhenverstellbaren Stuhl**

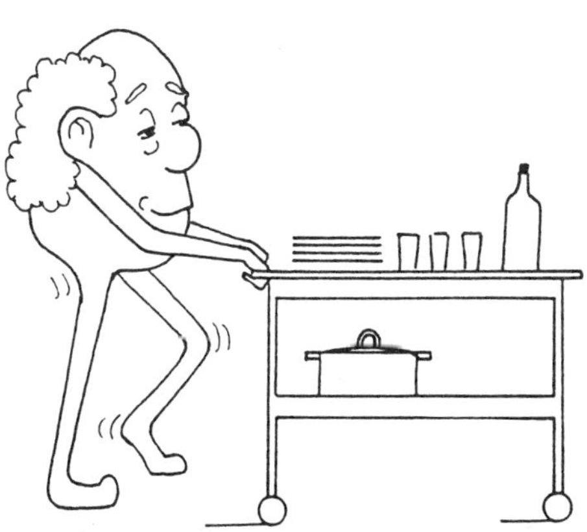

Um unnötige Wege zu vermeiden, benutzen Sie einen Servierwagen (ca. 80 cm hoch), um den Tisch zu decken und abzuräumen.

Gegenstände, die Sie selten brauchen, räumen Sie besser in die unteren Schränke.

Autofahren

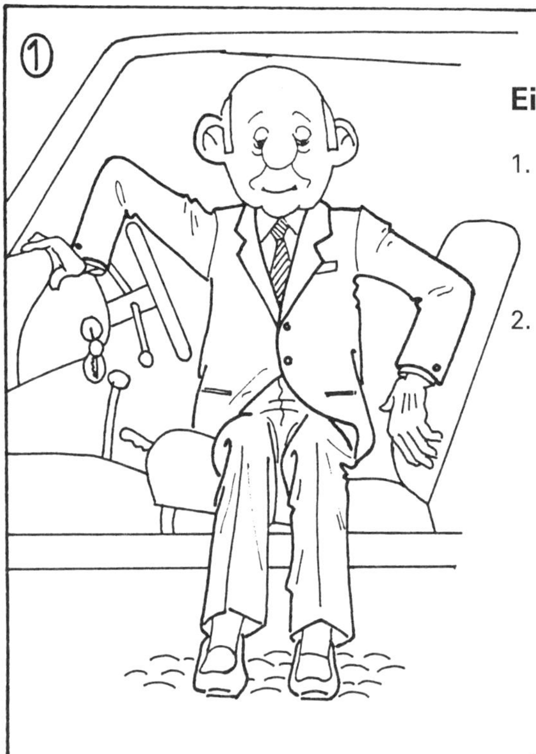

Einsteigen

1. Stellen Sie Ihren Autositz nach hinten und setzen Sie sich seitlich hin – die Beine sind draußen.

2. Legen Sie Ihre Hände aufs Armaturenbrett und an die Rückenlehne. Drehen Sie **Ihre Beine und Ihren Körper** ins Auto. Stellen Sie Ihren Autositz in die richtige Position, dann sind Sie abfahrbereit.

Aussteigen

Machen Sie es genau umgekehrt. Öffnen Sie die Türe und stellen Sie Ihren Autositz nach hinten. **Drehen Sie Körper und Beine** immer zusammen. Mit Hilfe Ihrer Hände stellen Sie sich hin.

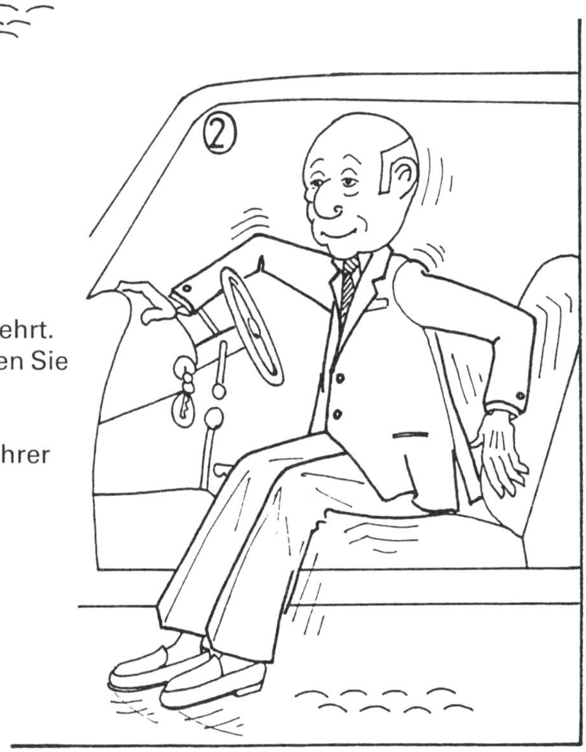

Hunde

Bei Ihrer Rückkehr wird es ein freudiges Wiedersehen mit Ihrem Hund geben. Sein stürmischer Empfang könnte Ihnen jedoch schaden.

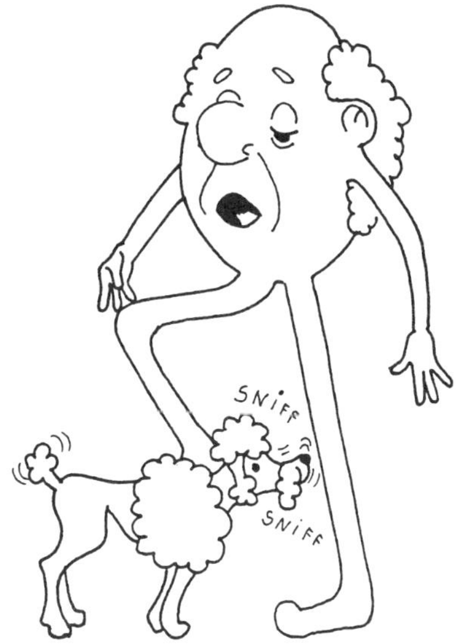

Vorsicht!

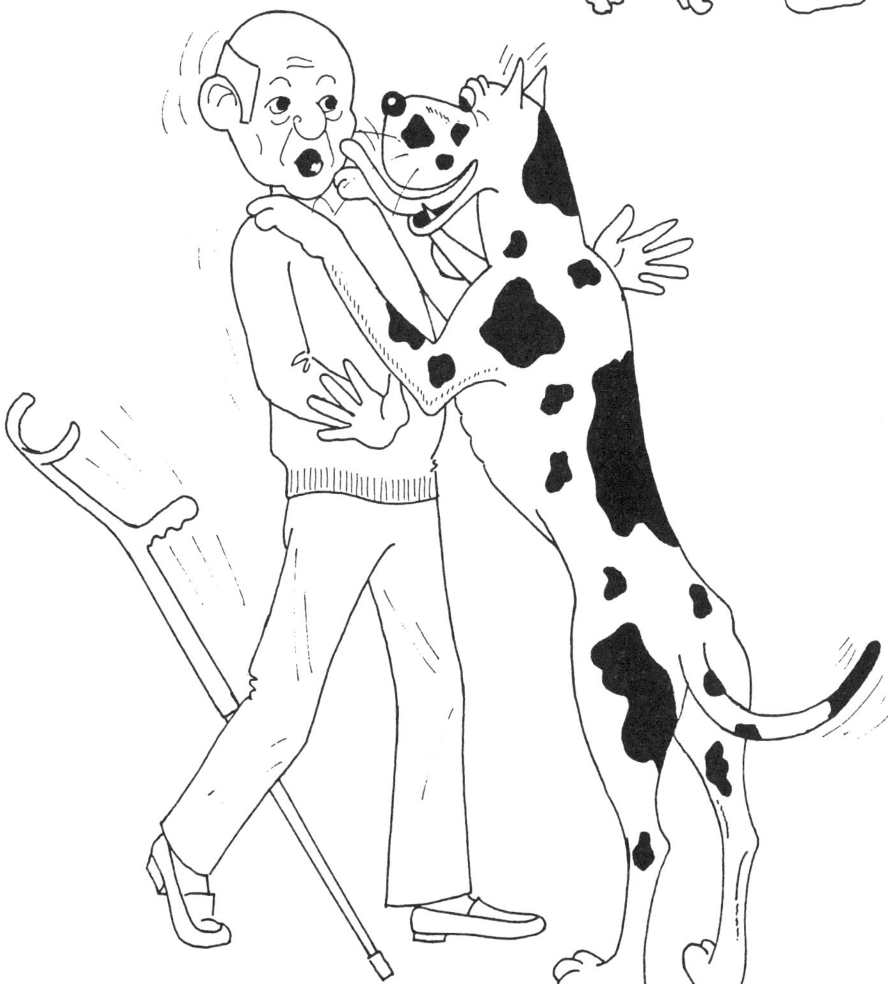

Im Garten

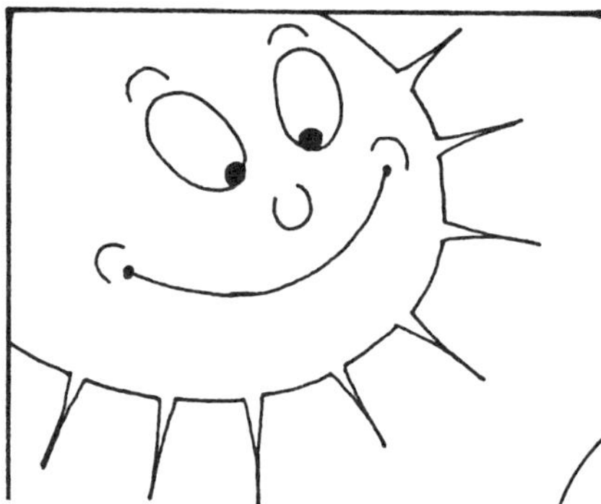

Tragen Sie keine
Holzschuhe,
schlecht sitzende
oder rutschige
Schuhe.

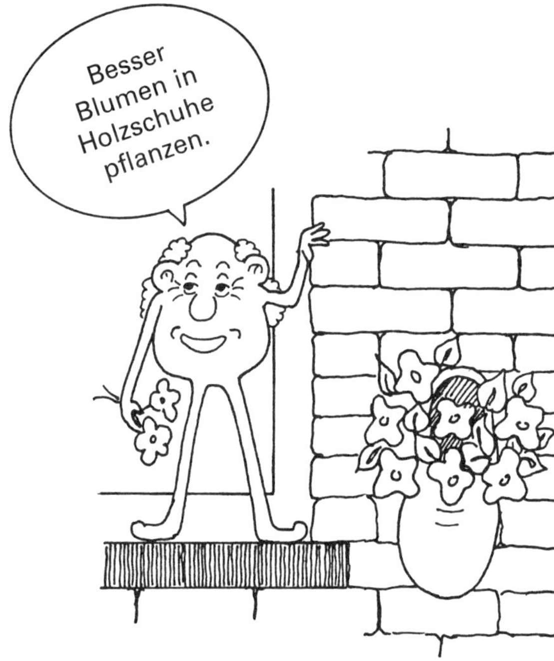

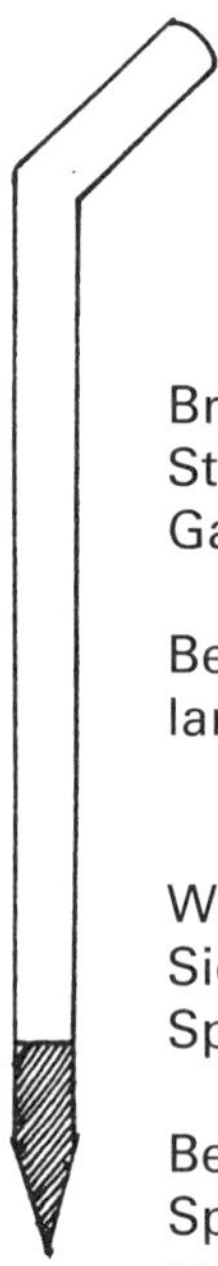

Bringen Sie lange
Stiele an Ihren
Gartenwerkzeugen an.

Benutzen Sie ein
langes Pflanzholz.

Wenn Sie umgraben, benutzen
Sie das **operierte Bein,** um den
Spaten in die Erde zu drücken.

Benutzen Sie einen Spaten mit
Spannfeder, so brauchen Sie
weniger Kraft zum Umgraben.

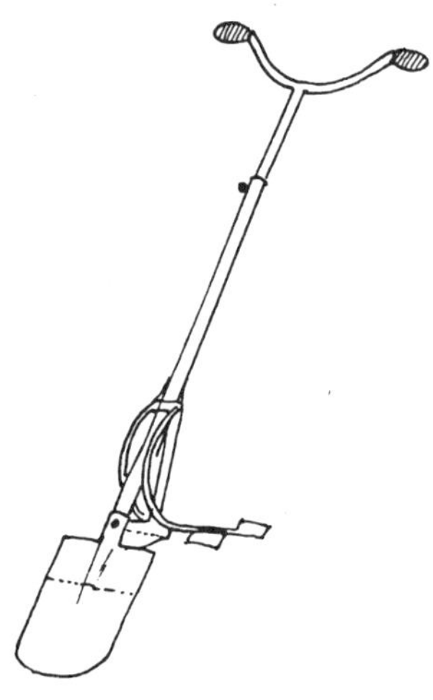

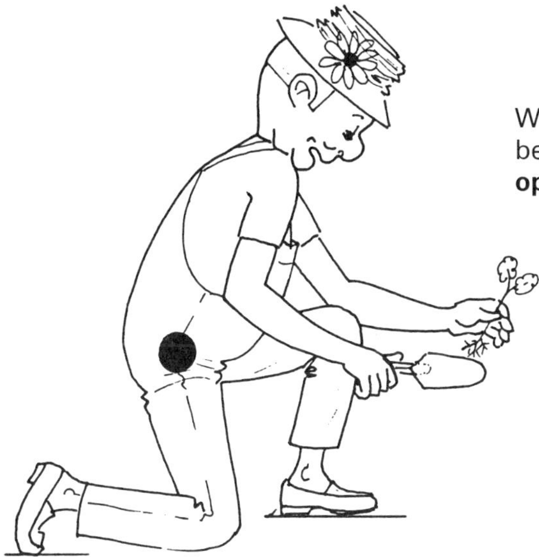

Wenn Sie auf dem Boden arbeiten, beugen Sie das Knie des **operierten Beines**.

Machen Sie alle Bewegungen **nach vorne**. Damit Sie sich nicht umdrehen müssen, legen Sie alles Notwendige für die Arbeit vor sich.

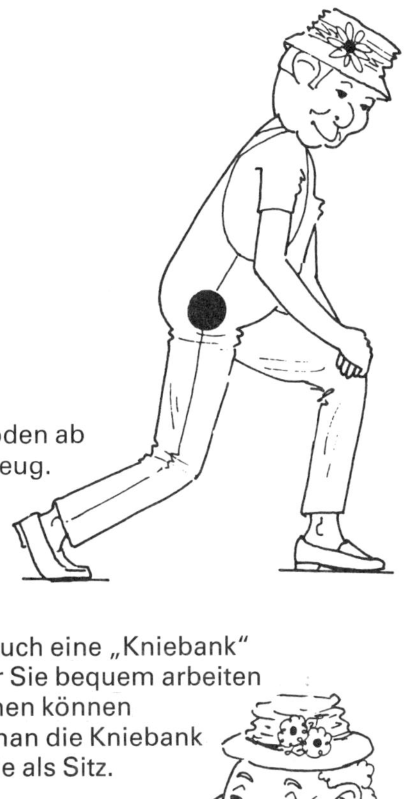

Um aufzustehen,
stützen Sie sich
mit Ihren Händen
auf Ihr Knie, am Boden ab
oder auf ein Werkzeug.

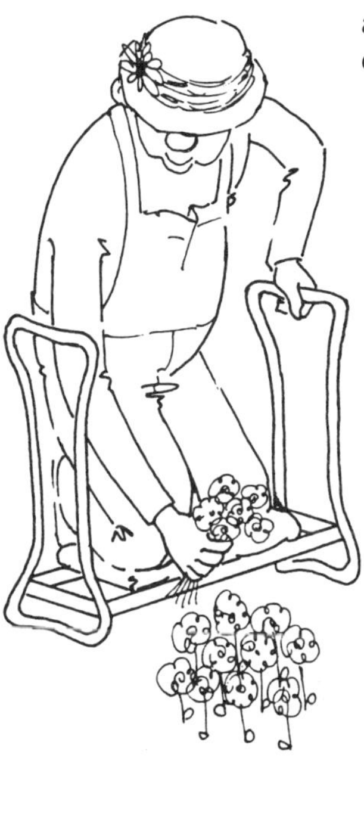

Sie können sich auch eine „Kniebank“ besorgen, mit der Sie bequem arbeiten und leicht aufstehen können (2 Griffe). Wenn man die Kniebank umdreht, dient sie als Sitz.

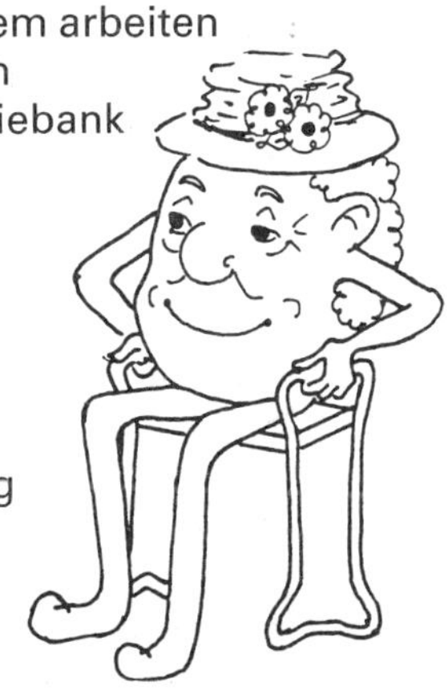

Achtung

Keine übertriebene Beugung der Hüfte (s. Seite 39).

Auf der Leiter

Steigen Sie die Leiter nicht gerade hoch, sondern drehen Sie Ihren Körper leicht zur **operierten Seite** (Beine und Rumpf immer gleichzeitig).

Wie beim Treppensteigen:
eine Sprosse nach der anderen!

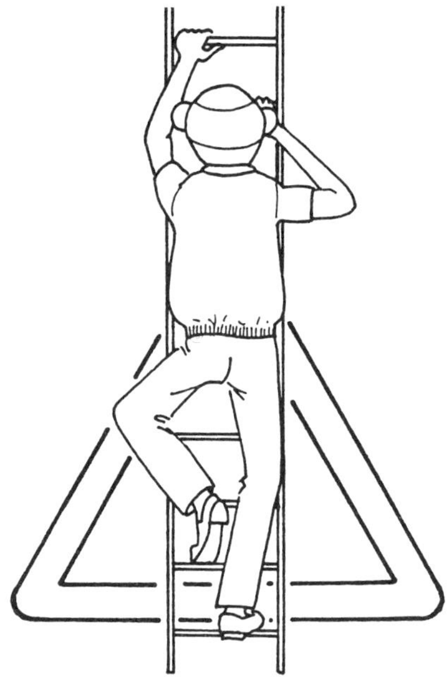

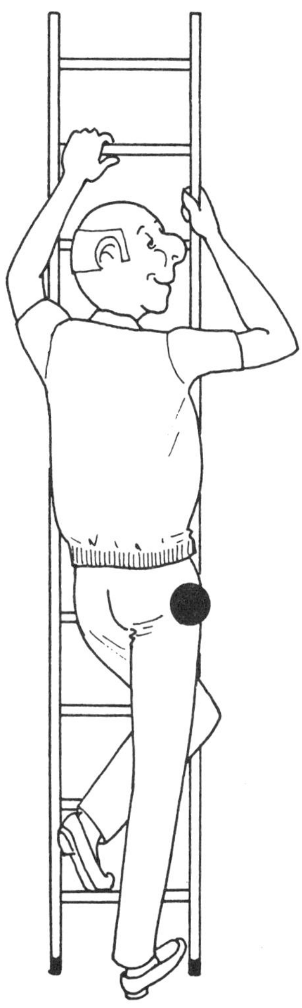

Hinaufsteigen

1. Legen Sie Ihre Hände hoch genug auf die Leiter.
2. Halten Sie die Sprosse fest und setzen Sie den Fuß der **nicht operierten Seite** auf die erste Sprosse. Nun stellen Sie auch das operierte Bein auf diese Sprosse.

Hinuntersteigen

1. Beugen Sie das **nicht operierte** Bein und setzen Sie den anderen Fuß auf die niedrigere Sprosse.
2. Indem Sie sich **mit den Händen** immer gut festhalten, steigen Sie mit dem zweiten Fuß hinunter.
3. Durch Abstützen auf das **gesunde Bein** gehen nun auch die Hände eine Sprosse hinunter.

Sport: Mit Vorsicht und ohne Überanstrengung

Fahrradfahren

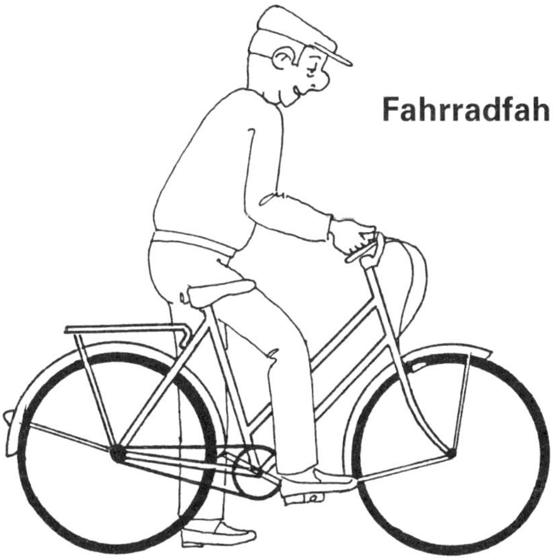

Für Frauen gibt es hier keine Probleme.
Als Mann können Sie sich ein Damenfahrrad ausleihen

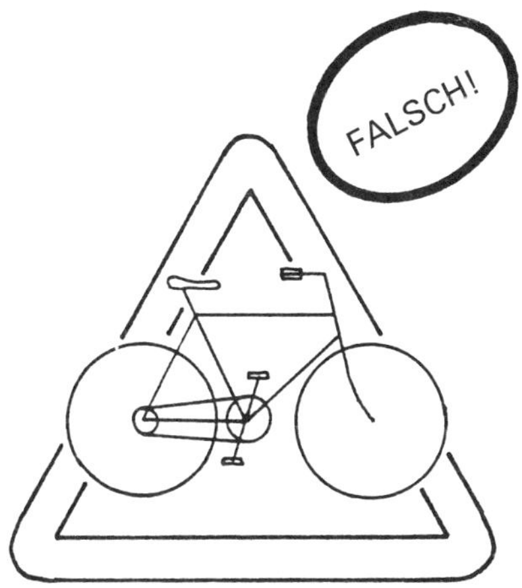

und genauso aufsteigen, wie eine Frau dies täte.
(Beim Aufsteigen auf ein Herrenfahrrad müßten Sie die Hüfte zu sehr strecken).

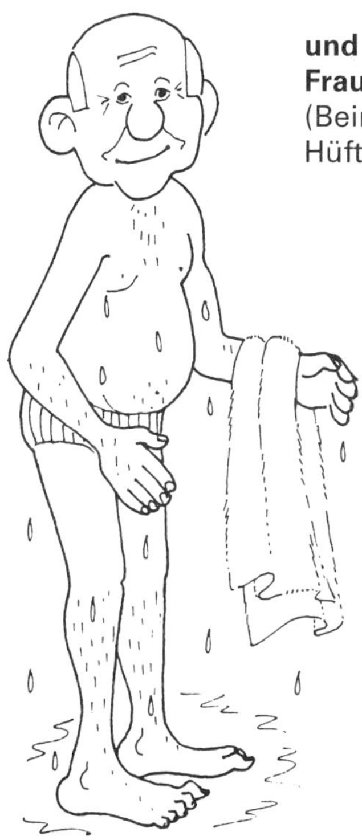

Schwimmen

Diesen Sport können Sie **ruhig ausüben.**
Beim Brustschwimmen extreme Bewegungen vermeiden – am besten Rückenschwimmen.

Keine Sportarten ausüben, die das Gelenk durch ruckartige Stöße belasten (z. B. Tennis, Alpinski).

Ski-Langlauf jedoch kann ausgeübt werden.

Ausgehen

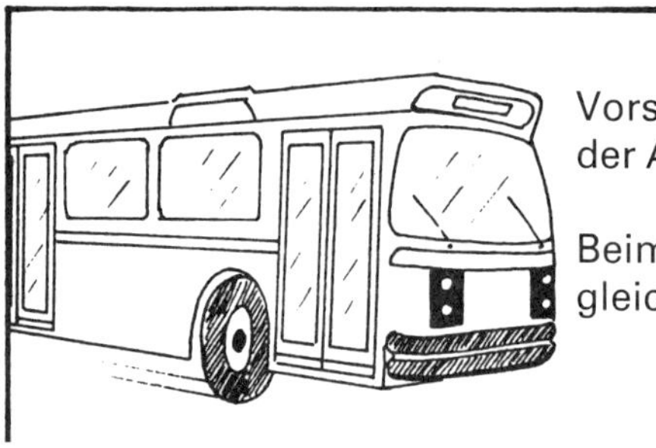

Vorsicht in öffentlichen Verkehrsmitteln bei der Abfahrt, in Kurven und beim Anhalten.

Beim Ein- oder Aussteigen, beachten Sie das gleiche wie beim Treppensteigen (s. Seite 35).

Achtung bei hohen Stufen!

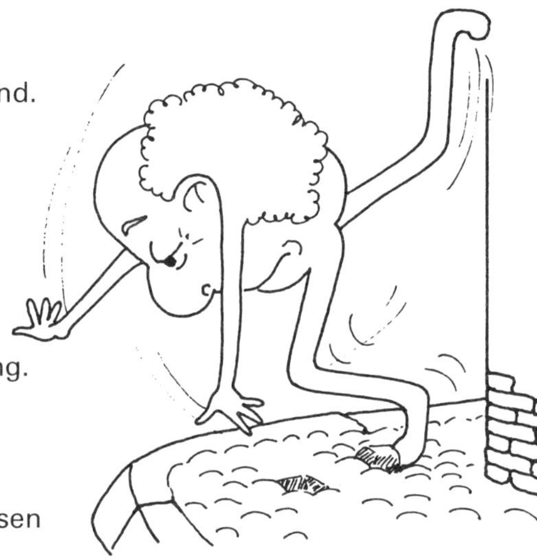

Das gleiche gilt für den Gehsteigrand. Achten Sie auf Unebenheiten am Boden. Wenn es regnet, können Pflastersteine glitschig sein.

Ein Spaziergang ist eine gute Übung.

Tragen Sie feste Schuhe.
Überlegen Sie sich vorher, ob die Länge des Spazierganges Ihrer körperlichen Verfassung angemessen ist. Steigern Sie die Strecke des Spazierganges nach und nach.

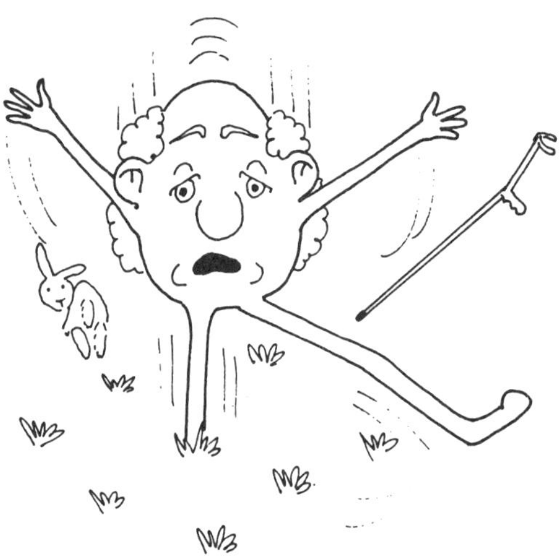

Im Wald ist der Stock besonders wertvoll.

Vermeiden Sie unebene, rutschige oder sumpfige Wege, achten Sie auf abgebrochene Zweige etc.

Schlafengehen

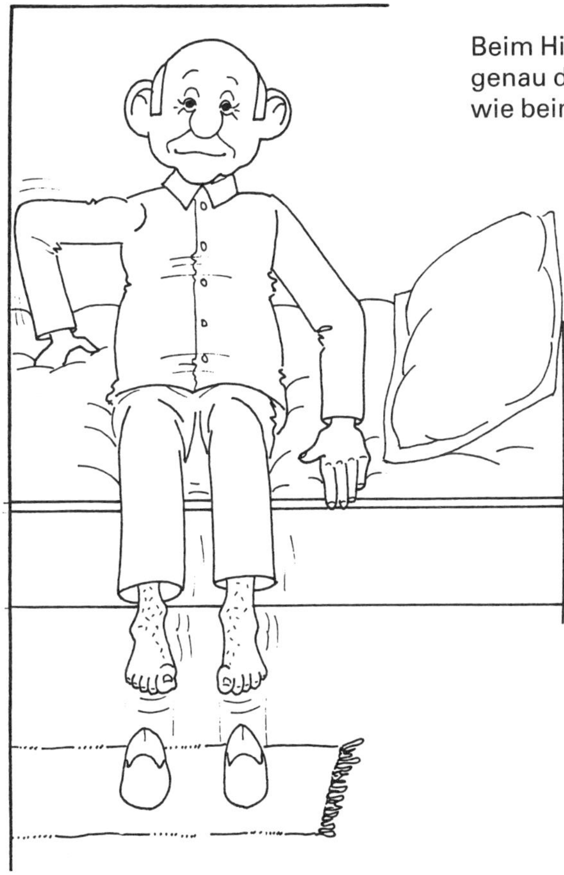

Beim Hinlegen machen Sie genau das Umgekehrte wie beim Aufstehen.

Auf dem Bett sitzend, eine Hand am Bettrand, die andere in der Mitte des Bettes gestützt, heben und beugen Sie die Beine leicht an.

Drehen Sie Ihr Becken und die Beine gleichzeitig auf das Bett, überkreuzen Sie die Füße.

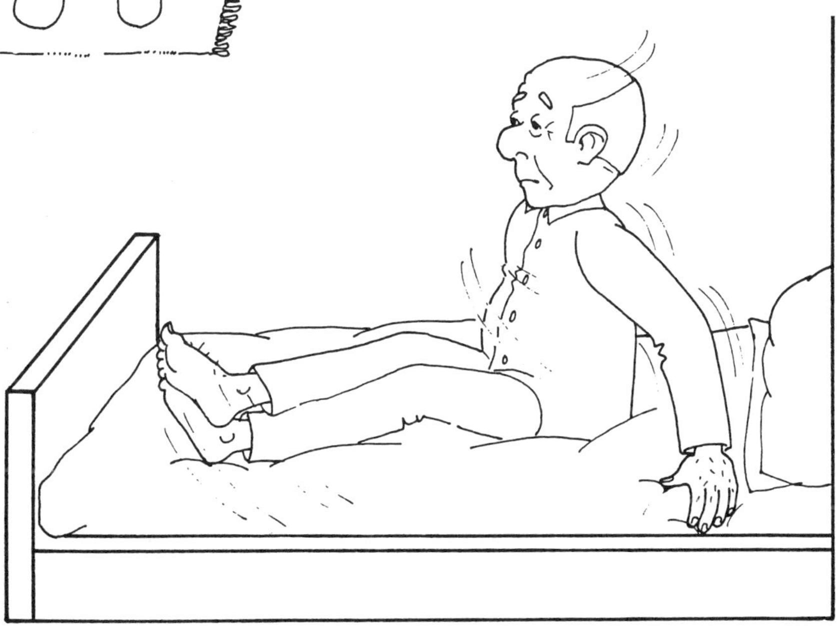

Sexualität

Auf diesem Gebiet ist alles erlaubt, wenn Sie sich an die Ratschläge der vorigen Seiten halten.

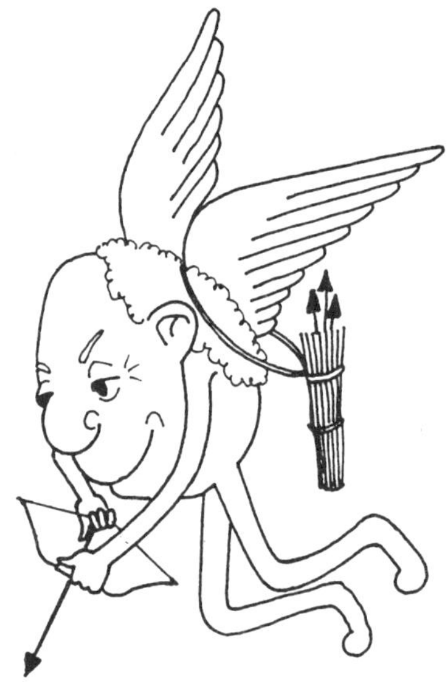

Wenn noch Fragen offen sind, werden Ihnen gerne Ihr Arzt, Krankengymnast oder Ergotherapeut diese beantworten.

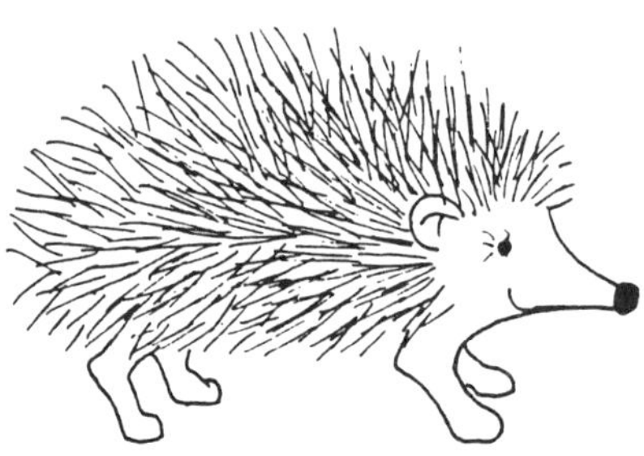

Auch andere haben kleine Probleme
in dieser Beziehung.
Denken Sie an den Igel.
Er praktiziert es mit Vorsicht . . .

Schlafen

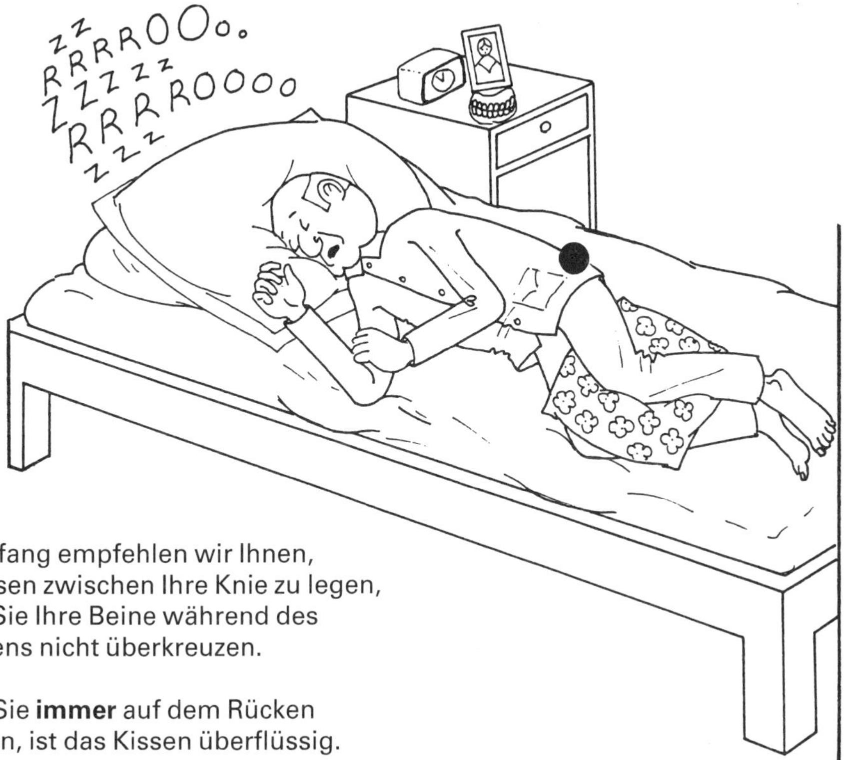

Am Anfang empfehlen wir Ihnen, ein Kissen zwischen Ihre Knie zu legen, damit Sie Ihre Beine während des Schlafens nicht überkreuzen.

Wenn Sie **immer** auf dem Rücken schlafen, ist das Kissen überflüssig.

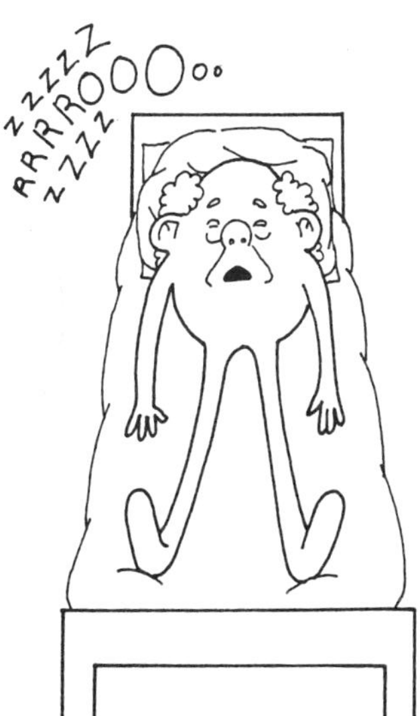

Eine feste Unterlage ist unbedingt erforderlich; wechseln Sie Ihre weiche gegen eine festere Matratze aus.

5. Kapitel

Medizinische Ratschläge

Regelmäßige ärztliche Kontrollen sowie Röntgenuntersuchungen der Prothese sind notwendig.

Infektionen müssen **sofort** und systematisch behandelt werden (Zähne, Harnwegsinfektionen, Unterleibsentzündungen, Angina etc.), damit keine Infektion an der Prothese entsteht.

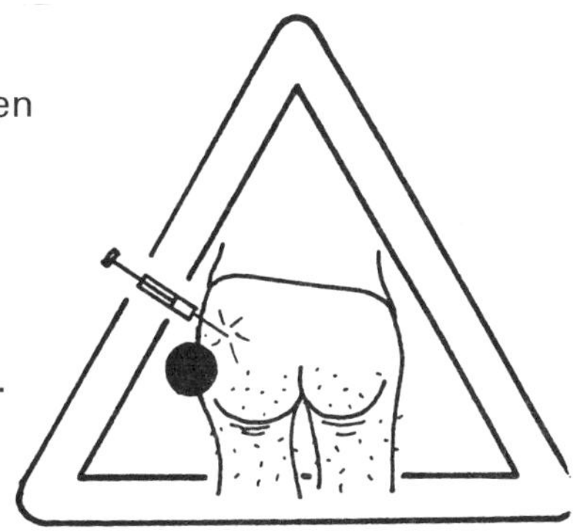

Intramuskuläre Spritzen auf der operierten Seite vermeiden.

Keine Massagen an der operierten Seite ohne ärztliche Anordnung.

Keine Gymnastik ohne ärztliche Anordnung.

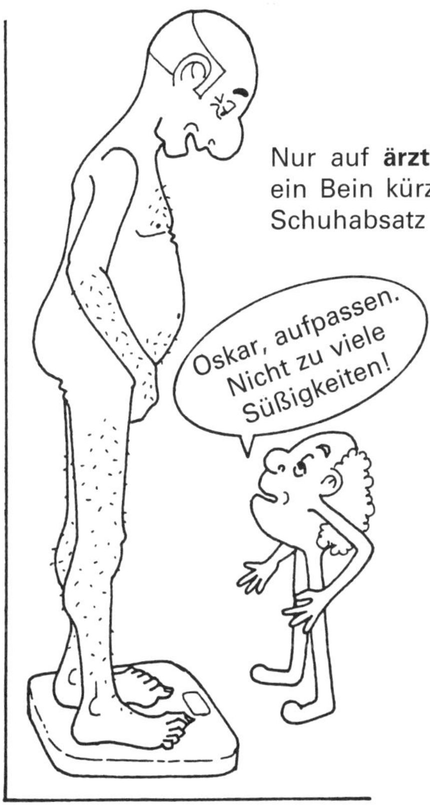

Nur auf **ärztlichen Rat** Schuheinlagen tragen, wenn ein Bein kürzer sein sollte. Oder lassen Sie sich den Schuhabsatz erhöhen.

Beachten Sie Ihr **Gewicht** und was Sie **essen.** Wenn Sie etwas übergewichtig sind, nehmen Sie einige Kilo ab.

Denken Sie daran:
Wenn Sie auf **einem** Bein stehen, z. B. beim Gehen, trägt das Hüftgelenk das **ganze** Gewicht Ihres Körpers.

Ausblick

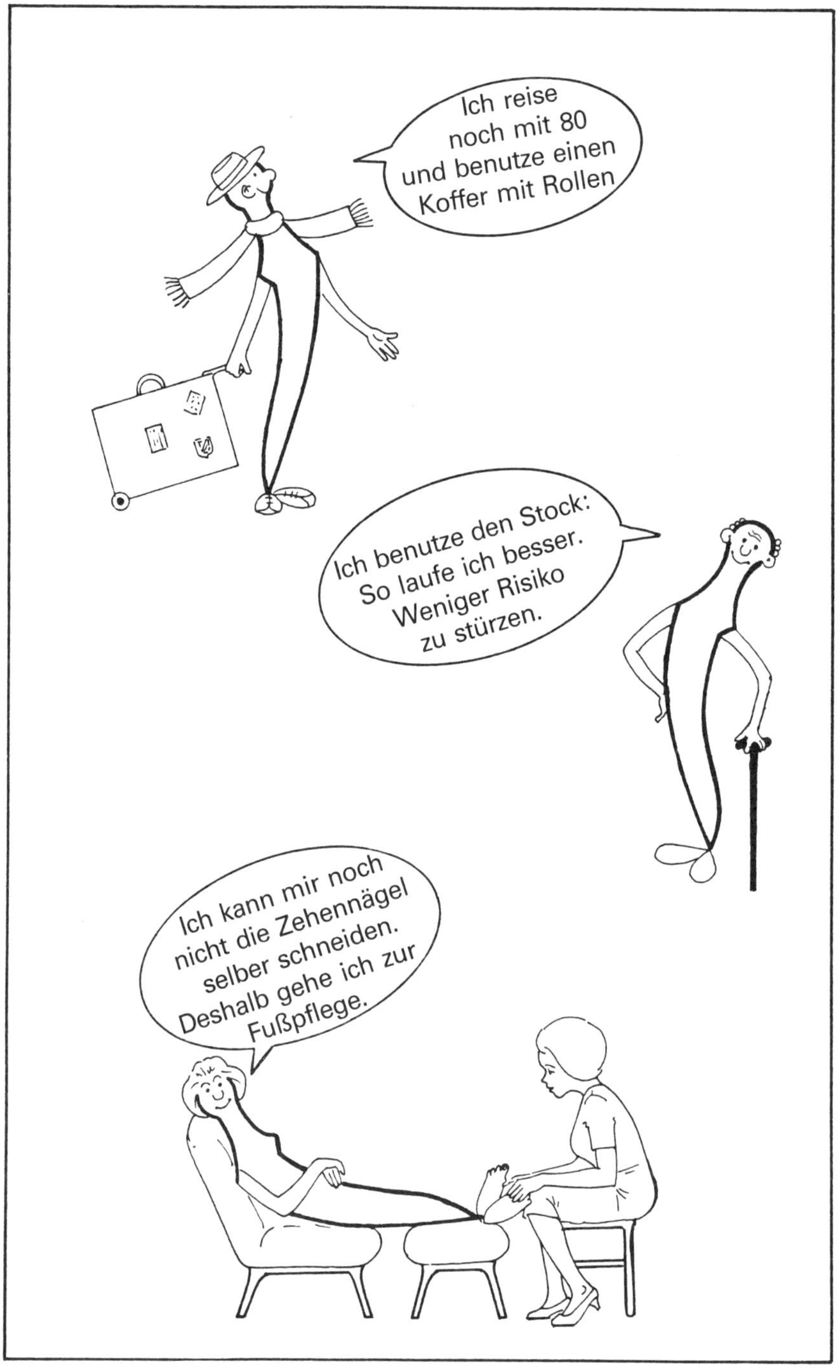
Ich reise noch mit 80 und benutze einen Koffer mit Rollen
Ich benutze den Stock: So laufe ich besser. Weniger Risiko zu stürzen.
Ich kann mir noch nicht die Zehennägel selber schneiden. Deshalb gehe ich zur Fußpflege.

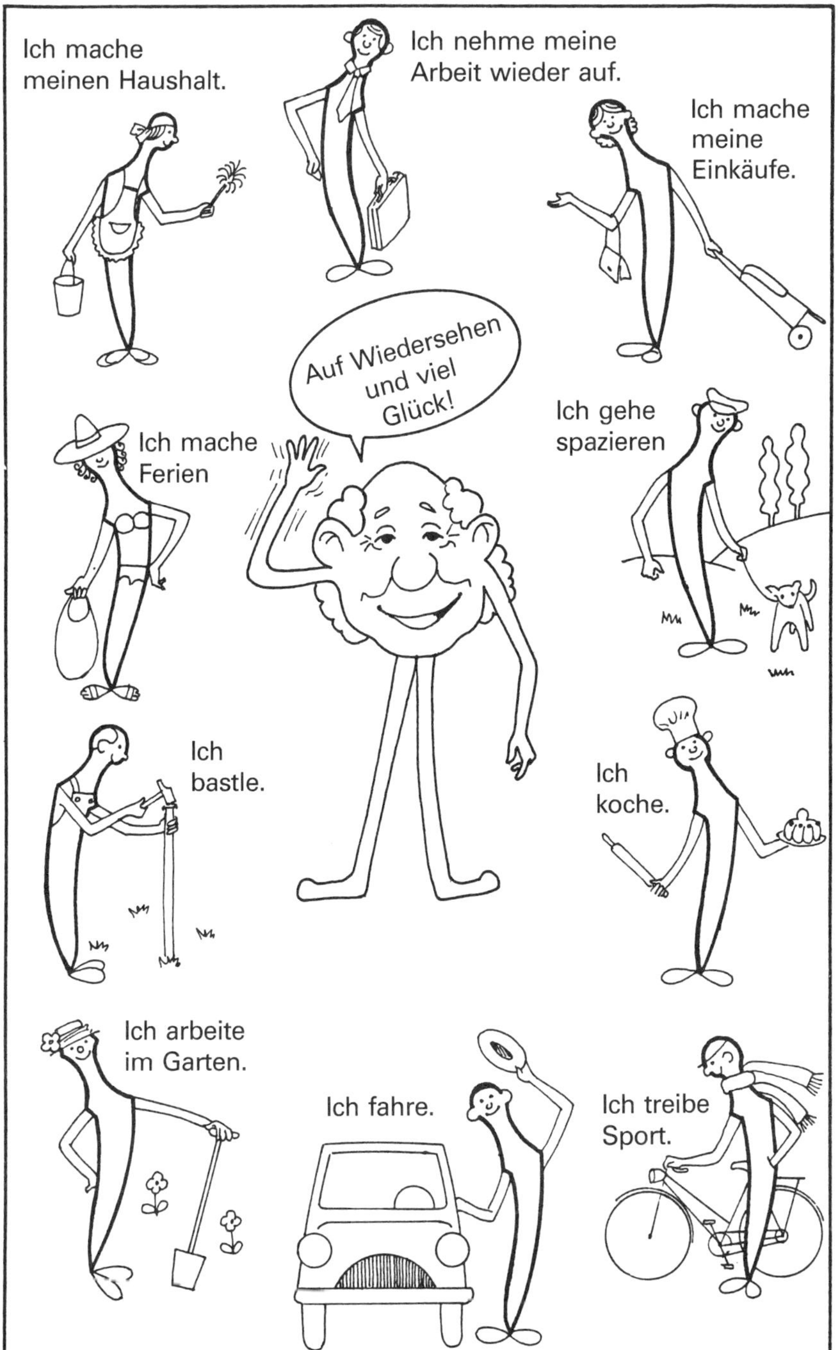
Ich mache meinen Haushalt.
Ich nehme meine Arbeit wieder auf.
Ich mache meine Einkäufe.
Auf Wiedersehen und viel Glück!
Ich mache Ferien
Ich gehe spazieren
Ich bastle.
Ich koche.
Ich arbeite im Garten.
Ich fahre.
Ich treibe Sport.

Anhang

Testbogen zur Prüfung der Selbständigkeit

(Bei jeder erreichten Aktivität das Datum daneben notieren)

1. Toilette, Anziehen, Ausziehen

• Waschen	– Knöchel – Ferse – Zehen	
• Anziehen	– Unterhose	mit Hilfsmittel ohne Hilfsmittel
	– Hose	mit Hilfsmittel ohne Hilfsmittel
	– Strümpfe	mit Hilfsmittel ohne Hilfsmittel
	– Strumpfhosen	mit Hilfsmittel ohne Hilfsmittel
	– Schuhe	mit Hilfsmittel ohne Hilfsmittel
• Schnürsenkel binden		
• Zehennägel schneiden		
• Auf der Toilette sitzen mit		
	– Sitzerhöhung	– mit Hilfe – mit Haltegriff – ohne jede Hilfe
	– normaler Sitzhöhe	– mit Hilfe – mit Haltegriff – ohne jede Hilfe
• Baden		– Ein- und Aussteigen aus der Badewanne – mit Badewannensitz – ohne Badewannensitz

2. Fortbewegung

Drinnen:	– mit Gehwagen/-gestell – mit 2 Stöcken – mit 1 Stock – ohne Stock	
	– Treppensteigen	– mit Stock und Geländer – mit Geländer und ohne Stock – mit Stock und ohne Geländer – ohne Hilfe
	– Treppen hinuntergehen	– mit Stock und Geländer – mit Geländer und ohne Stock – mit Stock und ohne Geländer – ohne Hilfe
Draußen:	– Gehen mit Stock auf ebenem Boden	500 m 1 km
	– Gehen mit Stock auf unebenem Boden	500 m 1 km
	– Gehen ohne Stock auf ebenem Boden	500 km 1 km
	– Gehen ohne Stock auf unebenem Boden	500 m 1 km
	– Ins Auto steigen	
	– Autofahren	
	– Straßenbahn fahren	
	– Busfahren	

Hilfsmittel

Hier finden Sie technische Hilfsmittel aufgeführt, die für Sie nützlich sein könnten.

Mit Hilfe Ihrer Therapeuten oder dem Sozialdienst können Sie entscheiden, welche Hilfsmittel (auch unter Berücksichtigung Ihrer Wohnsituation) für Sie notwendig sein könnten. Die Hilfsmittel können je nach Situation zeitweise ausgeliehen oder gekauft werden.

Während Ihres Krankenhausaufenthaltes können Sie vorsichtshalber schon dafür sorgen, daß Sie nach Ihrer Rückkehr die notwendigen Hilfsmittel zu Hause vorfinden (leihweise).

Zum Beispiel, wenn Ihr WC sich im unteren Stockwerk befindet, wäre es ratsam, sich einen Nachtstuhl auszuleihen, um in der Nacht wegen Müdigkeit beim Treppensteigen Unfälle zu vermeiden.

Hilfsmittel	zu leihen	herzustellen*	zu kaufen
Badewannensitz			X
Bürste mit langem Stiel		X	X
Einkaufswagen			X
Elastische Schnürsenkel			X
Erhöhung für Stuhl, Bett oder Sessel			X
Gehwagen	X		
Greifzange			X
Haltegriffe			X
Kniebank			X
Klappsitz			X
Nachtstuhl	X		
Rutschfeste Unterlage			X

Hilfsmittel	zu leihen	herzu-stellen*	zu kaufen
Servierwagen			X
Schaufel mit langem Stiel			X
Schwamm mit langem Stiel		X	
Schwammreiniger mit langem Stiel für Fenster		X	X
Schuhlöffel (lang)			X
Sitzbadewanne			X
Slipanzieher		X	
Spaten mit Sprungfeder			X
Stiefelknecht			X
Strumpfanzieher		X	X
Strumpfhosenanzieher		X	X
Toilettensitzerhöhung	X		X
Unterarmgehstöcke	X		
Verlängerungskabel mit Mehrfachstecker			X
Wischmop			X

* z. T. werden Hilfsmittel auch in den ergotherapeutischen Abteilungen hergestellt.

Wichtige Adressen in Deutschland

Falls Sie noch zusätzliche Fragen haben, wenden Sie sich bitte an:

- **die Ergotherapie des Krankenhauses.** Diese kann Ihnen die Hilfsmittel dort ausleihen, damit Sie sie ausprobieren können.
  Außerdem können Ihnen die Ergotherapeuten Lieferfirmen oder Geschäfte nennen, die Hilfsmittel führen.

- **den Deutschen Verband der Ergotherapeuten (Beschäftigungs- und Arbeitstherapeuten) e.V.**
  Postfach 22 08, 76303 Karlsbad-Ittersbach
  Tel. 0 72 48 / 91 81-0.

  Der Verband gibt Ihnen gerne Auskunft, ob in der Nähe Ihres Wohnortes eine ergotherapeutische Praxis angesiedelt ist.

Um Hilfsmittel auszuleihen (Stöcke, Nachtstühle etc.), wenden Sie sich bitte an das Deutsche Rote Kreuz oder Ihre Krankenkasse. Viele Krankenkassen stehen mit Sanitätshäusern in Verbindung oder haben selbst ein Hilfsmittellager.
Das Deutsche Rote Kreuz bietet einen Hilfsmitteldienst an. Diesen gibt es in 19 Landesverbänden. Deren Adresse und eine **Broschüre über Hilfsmittel** erhalten Sie beim
Deutschen Roten Kreuz
Postfach 14 60, 53004 Bonn
Tel. 02 28 / 54 10

Falls Sie Hilfsmittel kaufen wollen, setzen Sie sich mit Ihrem Sanitätshaus in Verbindung.

Auch die Deutsche Rheumaliga steht Ihnen bei Bedarf mit Rat und Tat zur Seite.

Deutsche Rheumaliga Bundesverband e.V.
Rheinallee 69, 53173 Bonn
Tel. 02 28 / 35 34 25

Zusätzliche Informationen:

Ihr Arzt:

Ihr Therapeut:

Persönliche Ratschläge: